中医临床必读丛书

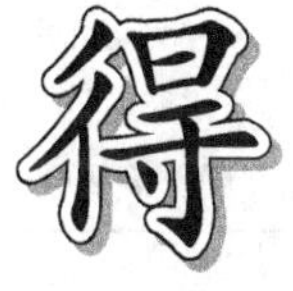

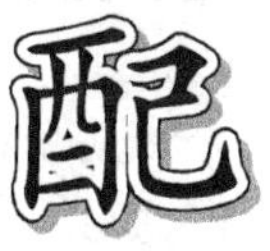

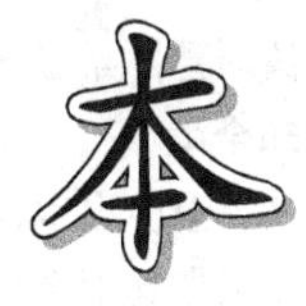

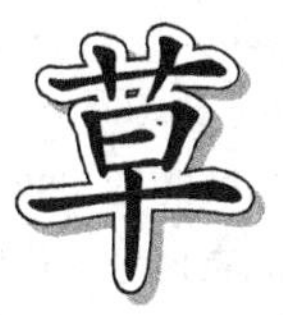

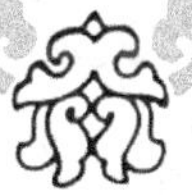

清·严洁　施雯
　　洪炜　　　同纂
郑金生　整理

人民卫生出版社

图书在版编目(CIP)数据

得配本草/清·严洁 施雯 洪炜 纂 郑金生整理.
—北京:人民卫生出版社,2007.7
(中医临床必读丛书)
ISBN 978-7-117-08710-0

Ⅰ.得… Ⅱ.①严…②施…③洪…④郑… Ⅲ.本草-中国-清代 Ⅳ.R281.3

中国版本图书馆CIP数据核字(2007)第065339号



中医临床必读丛书
**得 配 本 草**

纂　　者:清·严 洁 施 雯 洪 炜
整　　理:郑金生
出版发行:人民卫生出版社(中继线 010-59780011)
地　　址:北京市朝阳区潘家园南里19号
邮　　编:100021
E - mail:pmph @ pmph.com
购书热线:010-59787592 010-59787584 010-65264830
印　　刷:北京虎彩文化传播有限公司
经　　销:新华书店
开　　本:850×1168 1/32 印张:11.5
字　　数:221千字
版　　次:2007年7月第1版 2025年4月第1版第8次印刷
标准书号:ISBN 978-7-117-08710-0/R·8711
定　　价:22.00元
打击盗版举报电话:010-59787491 E-mail:WQ @ pmph.com
(凡属印装质量问题请与本社市场营销中心联系退换)

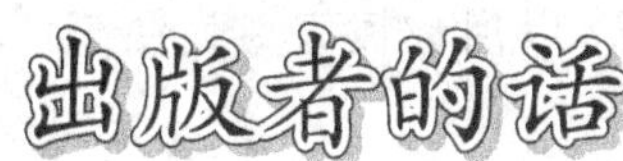

# 出版者的话

中医要发展创新，提高临床疗效是必由之路。而提高临床疗效的捷径，就是继承前人宝贵的诊疗理论和丰富的临床经验。古今大凡著名医家，无不是在熟读古籍，继承前人经验的基础上而成为一代宗师的。厚积薄发，由博返约，是读书成才的必然过程。步入21世纪，中医的发展与创新仍然离不开继承，而继承的第一步必须是熟读中医古籍，奠定基础。这好比万丈高楼，筑基必坚；参天大树，扎根必深。

为了在新世纪进一步发展中医，提高中医临床疗效水平，针对目前中医现状，国家中医药管理局启动了“优秀中医临床人才研修项目”。该计划首批精选培养名中医200名左右，期望在新世纪再培养一大批中医临床大家，为我国人民的医疗保健再做贡献。做临床，必读古籍；做名医，更需要熟悉古籍并能灵活应用。为了适应中医临床人才培养计划，我们从“优秀中医临床人才研修项目”必读书目中先期精选了中医各科必读的70余种整理后已相继出版发行，应广大读者要求，经全国著名中医专家王永炎、余瀛鳌等推荐和论证，续增34种，使《中医临床必读丛书》的出版渐臻完备。本丛书共105种，所选精当，涵盖面广，多为历代医家推崇，尊为必读经典著作，在中医学发展的长河中，占有重要的学术地位。

本次整理突出了以下特点：①力求原文准确，每种医籍均由各科专家遴选精善底本，加以严谨校勘，为读者提供精确的原文。②原则上只收原文，不作校记和注释，旨在使读者在研习之中渐得旨趣，体悟真谛。③每书撰写了导读，介绍该书的作者生平、成书背景、学术特点，及对临床的指导意义以及如何学习运用等内容，提要钩玄，以启迪读者。为便于读者检索，书后附以索引。

期望本丛书的出版，能真正起到读古籍，筑根基，做临床，提疗效的作用，有助于中医临床人才的培养和成长，以推动我国中医药事业的发展与创新。

**一、经典著作**

《灵枢经》
《黄帝内经素问》
《伤寒论》
《金匮要略》
《温病条辨》
《温热经纬》

**二、诊断类著作**

《脉经》
《诊家枢要》
《濒湖脉学》

**三、通用著作**

《中藏经》
《伤寒总病论》
《素问玄机原病式》
《三因极一病证方论》
《素问病机气宜保命集》
《内外伤辨惑论》
《儒门事亲》
《脾胃论》
《兰室秘藏》
《格致余论》
《丹溪心法》
《景岳全书》
《医贯》
《理虚元鉴》
《明医杂著》
《万病回春》
《慎柔五书》
《内经知要》
《医宗金鉴》
《石室秘录》
《医学源流论》
《兰台轨范》
《杂病源流犀烛》
《古今医案按》
《笔花医镜》
《类证治裁》
《医林改错》

《血证论》
《名医类案》
《医学衷中参西录》
《丁甘仁医案》

## 四、各科著作

### (一)内科

《金匮钩玄》
《秘传证治要诀及类方》
《医宗必读》
《医学心悟》
《证治汇补》
《医门法律》
《张氏医通》
《张聿青医案》
《临证指南医案》
《症因脉治》
《医学入门》
《先醒斋医学广笔记》
《温疫论》
《温热论》
《湿热论》
《串雅内外编》
《医醇賸义》
《时病论》

### (二)外科

《外科精义》
《外科发挥》
《外科正宗》
《外科证治全生集》
《疡科心得集》

### (三)妇科

《经效产宝》
《妇人大全良方》
《女科经纶》
《傅青主女科》
《竹林寺女科秘传》
《济阴纲目》
《女科辑要》

### (四)儿科

《小儿药证直诀》
《活幼心书》
《幼科发挥》
《幼幼集成》

### (五)眼科

《秘传眼科龙木论》
《审视瑶函》
《银海精微》
《目经大成》
《眼科金镜》

### (六)耳鼻喉科

《重楼玉钥》
《口齿类要》
《喉科秘诀》

### (七)针灸科

《针灸甲乙经》
《针灸资生经》
《针经摘英集》
《针灸大成》
《针灸聚英》

### （八）骨伤科

《永类钤方》

《仙授理伤续断秘方》

《世医得效方》

《正体类要》

《伤科汇纂》

《厘正按摩要术》

### （九）养生

《寿亲养老新书》

《遵生八笺》

《老老恒言》

## 五、方药类著作

《太平惠民和剂局方》

《医方考》

《本草原始》

《医方集解》

《本草备要》

《得配本草》

《成方切用》

《时方妙用》

《验方新编》

人民卫生出版社

2007年3月

# 序

中医药学是具有中国特色的生命科学，是科学与人文融合得比较好的学科，在人才培养方面，只要遵循中医药学自身发展的规律，只要把中医理论知识的深厚积淀与临床经验的活用有机的结合起来，就能培养出优秀的中医临床人才。

近百余年西学东渐，再加上当今市场经济价值取向的作用，使得一些中医师诊治疾病，常以西药打头阵，中药作陪衬，不论病情是否需要，一概是中药加西药。更有甚者不切脉、不辨证，凡遇炎症均以解毒消炎处理，如此失去了中医理论对诊疗实践的指导，则不可能培养出合格的中医临床人才。对此，中医学界许多有识之士颇感忧虑而痛心疾首。中医中药人才的培养，从国家社会的需求出发，应该在多种模式多个层面展开。当务之急是创造良好的育人环境。要倡导求真求异，学术民主的学风。国家中医药管理局设立了培育名医的研修项目，首先是参师襄诊，拜名师制订好读书计划，因人因材施教，务求实效。论其共性则需重视“悟性”的提高，医理与易理相通，重视易经相关理论的学习；还有文献学、逻辑学，生命科学原理与生物信息学等知识的学习运用。“悟性”主要体现在联系临床，提高思想思考思辨的能力，破解疑难病例获取疗效。再者是熟读一本临证案头书，研修项目精选的书目可以任选，作为读经典医籍研修晋阶保底的基本功。第二是诊疗环境，我建议城市与乡村、医院与诊所、病房与门诊可以兼顾，总以多临证多研讨为主。若参师三五位以上，年诊千例以上，必有上乘学问。第三是求真务实，"读经典做临床"关键在"做"字上苦下功夫，敢于置疑而后验证、诠释进而创新，诠证创新自然寓于继承之中。

中医治学当溯本求源，古为今用，继承是基础，创新是归宿，认真继承中医经典理论与临床诊疗经验，做到中医不能丢，进而才是中医现代化的实施。厚积薄发、厚今薄古为治学常理。所谓勤求古训、融汇新知，即是运用科学的临床思维方法，将理论与实践紧密联系，以显著的疗效、诠释、求证前贤的理论，寓继承之中求创新发展，从理论层面阐发古人前贤之未备，以推进中医学科的进步。

综观古往今来贤哲名医均是熟谙经典，勤于临证，发遑古义，创立新说者。通常所言的"学术思想"应是高层次的成就，是锲而不舍长期坚持"读经典做临床"在取得若干鲜活的诊疗经验的基础上，应是学术闪光点凝聚提炼出的精华。笔者以弘扬中医学学科的学术思想为己任而决不敢言自己有什么学术思想，因为学术思想一定要具备有创新思维与创新成果，当然是在继承为基础上的创新；学术思想必有理论内涵指导临床实践，能以提高防治水平；再者学术思想不应是一病一证一法一方的诊治经验与心得体会。如金元大家刘完素著有《素问玄机原病式》，自述"法之与术，悉出《内经》之玄机"，于刻苦钻研运气学说之后，倡"六气皆从火化"，阐发火热病证脉治，创立脏腑六气病机、玄府气液理论。其学术思想至今仍能指导温热、瘟疫的防治。非典型传染性肺炎(SARS)流行时，运用玄府气液理论分析证候病机，确立治则治法，遣药组方获取疗效，应对突发公共卫生事件造福群众。毋庸置疑刘完素是"读经典做临床"的楷模，而学习历史，凡成中医大家名师者基本如此，即使当今名医具有卓越学术思想者，亦无例外，因为经典医籍所提供的科学原理至今仍是维护健康防治疾病的准则，至今仍葆其青春，因此"读经典做临床"具有重要的现实意义。

值得指出，培养临床中坚骨干人才，造就学科领军人物是当务之急。在需要强化"读经典做临床"的同时，以唯物主义史观学习易经易道易图，与文、史、哲，逻辑学交叉渗透融合，提高“悟性”指导诊疗工作。面对新世纪东学西渐是另一股潮流，国外学者研究老聃、孔丘、朱熹、沈括之学，以应对技术高速发展与理论相对滞后的矛盾日趋突出的现状。譬如老聃是中国宇宙论的开拓者，惠施则注重宇宙中一般事物的观察。他解释宇宙为总包一切之“大一”与极微无内之“小一”构成，大而无外小而无内，大一寓有小一，小一中又涵有大一，两者相兼容而为用。如此见解不仅对中医学术研究具有指导作用，对宏观生物学与分子生物学的链接，纳入到系统复杂科学的领域至关重要。近日有学者撰文讨论自我感受的主观症状对医学的贡献和医师参照的意义；有学者从分子水平寻求直接调节整体功能的物质，而突破靶细胞的发病机制；有医生运用助阳化气，通利小便的方药能同时改善胃肠症状治疗幽门螺杆菌引起的胃炎，还有医生使用中成药治疗老年良性前列腺增生，运用非线性方法，优化观察指标，不把增生前列腺的直径作为惟一的“金”指标，用综合量表评价疗效而获得认许，这就是中医的思维，要坚定地走中国人自己的路。

人民卫生出版社为了落实国家中医药管理局设立的培育名医的研修项目，先从研修项目中精选70余种陆续刊行，为进一步扩大视野，续增的品种也是备受历代医家推崇的中医经典著作，为我们学习提供了便利条件，只要我们“博学之，审问之，慎思之，明辩之，笃行之”，就会学有所得、学有所长、学有所进、学有所成。治经典之学要落脚临床，实实在在去“做”，切忌坐而论道，应端正学风，尊重参师，教学相长，使自己成为中医界骨干人才。名医不是自封的，需要同行认可，而社会认可更为重要。让我们互相勉励，为中国中医名医战略实施取得实效多做有益的工作。

王永炎

2007年3月5日

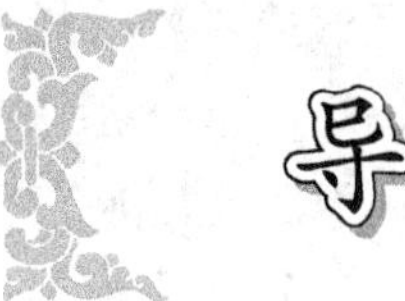
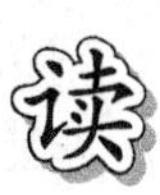
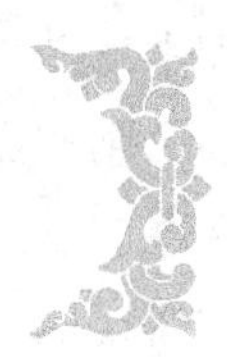

# 导 读

清·严洁、施雯、洪炜共同编撰的《得配本草》是一部切合临床用药实际的药书。它由三位具有丰富临床经验的医生相互切磋，共同纂成。该书简明实用，用药经验丰富，尤其是其中的药物配伍和药物作用比较，对临床运用中药颇多裨益。

## 一、《得配本草》与作者

《得配本草》10卷，仿《本草纲目》分类法，分25部，载药655味。该书撰成于清乾隆二十六年（1761），但迟至清嘉庆九年（1804）才由作者的后人刊刻于世。

古代的中医书，除官修集体著作以外，大多为个人著作。但本书却是一个例外，是由三位志趣相投的医家齐心协力编纂而成。这三位医家是姚江（今浙江余姚）的严洁（字青莲，号西亭）、施雯（字文澍，号澹宁）、洪炜（字霞城，号缉庵），他们的医学活动主要在康熙末、乾隆初期（18世纪上半叶）。该书的魏朝阳序中，称他们三人“文章之外，兼擅岐黄”，可见他们是儒而业医。他们虽同在一乡行医，但却毫无同行相忌之病，且“诊视遇险难者，三人必反覆辨论，以故试其药，无不得心应手。”能在一起会诊疑难病症，且反复讨论用药之理，这在古代的医家中，堪称难能可贵。因此，这三位医家的医术在当地最为有名。

除切磋学问之外，三位医家还在一起合作撰写医药书籍。《盘珠集》这一丛书就集中了他们的心血之作。其中除三位合作的《得配本草》之外，还有严洁等《运气摘要》、《脉法大成》、洪炜等的《胎产症治》《虚损启微》诸书。该丛书后来由施雯的后人施爱亭、洪炜的后人洪西郊，刊刻于嘉庆九年（1804）。由于刊刻的时代比较晚，流传范围有限。1957 年上海卫生出版社出版了铅印本之后，该书始广流传，深得临床医家欢迎。今再以其小眉山馆原刻本为底本予以整理校勘。

## 二、主要学术特点及对临床的指导意义

### 1. 行文简洁，体积小而容量大

在古代药学书籍中，《得配本草》不过是一本小书。但观其内容却十分丰富。不仅药物达到了 655 味（尚不计其一药之中附述之药），各药的内容涵盖了药物的畏恶反使，主治功能，配伍运用，辨药优劣，炮制，禁忌，怪症专治等，可以说凡是临床用药的紧要内容无不包括。

该书能做到体积小而容量大，其秘诀就是行文简洁，不尚浮词。每一药下的各项内容不是面面俱到，而是有用则录，无用则略。一般本草书在谈到药物炮制内容时，每多详述其炮制之法，而该书却紧紧抓住炮制与临床用药相关的内容，寥寥数字，一清二楚。例如生地黄条："鲜用则寒，干用则凉。上升，酒炒。痰膈，姜汁炒。入肾，青盐水炒。阴火咳嗽，童便拌炒。"从而突出了医家应该注意的药物炮制和作用的关系。至于如何具体炮制，本不需医生亲自打理。

又如药物的禁忌，一般药书总是一带而过。但该书诸药的禁忌，不仅简要明确，而且有时还在各禁忌之后用小字夹注的方法，解释为什么要禁忌使用此药。例如"柴胡"的禁忌：

"太阳病，用此引盗入门。病入阴经，用此重伤其表。病在肝

肾，用此经络不合。阴虚火动痰喘，宜清不宜升。虚寒呕吐，愈升则愈吐。——五者皆禁用。”

像这样行文简洁，切于实用的本草书，在古本草中尚不多见。正如该书序中所说：“后世传是学者，或作或述，其书无虑数千百卷，类多散漫庞杂，言愈多而旨弥晦。是集简明而切近后人，易于阐扬。”因此，文字简而实用，是该书一大特色。

**2. 突出“得配”，即药知方**

该书名为“得配”，取自该书在讲述药物配伍的常见句式。如“怀牛膝”条：

“得杜仲，补肝。得苁蓉，益肾。配川断肉，强腰膝。配车前子，理阳气。”

因此，所谓“得配”，实际上就是药物的简单、适宜的配伍。该书凡例在讲解设这一内容时指出：

“药独入一经，以治一病，亦随佐使而治百病。今著配偶于主治之后，使知寒热攻补，变化无穷。苟能触类旁通，运用自然入妙。”

换言之，作者希望读者能在了解药物的基本功能之后，立即能知道它们的配伍运用方式，从而能触类旁通，变化用药。

该书的最大学术特点就在于这一“得配”。为该书作序的魏朝阳最能体会到作者的苦心。他认为，本草书专谈药，注重性味的寒温消补；方书则从方剂角度，讨论其君臣佐使。如此则“知药者不知方，知方者仍不知病”。《得配本草》的三位作者深知“药之不能独用，病之不可泛治”。药物一定要配伍之后才能发挥更大的作用，疾病也只能针对性很强地用药，才能取得良好的效果。因此，他们在该书单味药的主治之后，用非常简单的句式，提示该药物的最佳的简单配伍，以及配伍所能发挥的功能和主治。

各药的配伍内容，一般都只配伍 1～3 味药，不至于像记忆方剂那么复杂。但熟悉了这些简单配伍之后，如果能融会贯通，则又成为组成更大方剂的基础。从这个意义上来说，“得配”实际上是某些药物的基本配伍方式。也可以说，一般本草著作注重的是“辨性以明其体”，而该书的重点是“详治以达其用”。

所以，该书魏序中称赞：“得一药而配数药，一药收数药之功；配数药而治数病，数病仍一药之效。以正为配，固倡而随；以反为配，亦克而生。运用之妙，殆无过此已。”该书对临床医生的意义，即在于可以发挥良好的指导药物配伍的作用。

## 三、如何学习应用《得配本草》

在《得配本草》的凡例中，已经简要地介绍了该书各药的主要内容，即畏恶反使、主治、“配偶”（即配伍）、辨药之优劣、制法、禁忌、怪症等。其中有的内容是备查的，有的内容却是必须要熟练掌握。例如“畏恶反使”，许多本草都有同类内容，多是从古本草沿袭转录而来，实用性不是很强。所谓“怪症”，多是从本草中搜罗得来，临床极难遇到。像这样的内容，可以备查而无须死记。

学习任何一本书的关键，是掌握该书最有特色的创新内容。而《得配本草》最值得临床医生注意的地方有两处：

**1. 熟练掌握药物的常见配伍**

这部分内容，在该整理本中，用楷体表示，以方便读者寻找。原书在这部分内容之后，留有较多的空白处。其初衷是“每品主治得配之下，多留余地，以俟高明者再加注释。”本次整理则在每一配伍法之间，加空格以示意间隔。

该书的“得配”内容，文字很简练，朗朗上口。例如“上党参”（即今党参）：

“得黄耆，实卫。 配石莲，止痢。 君当归，活血。 佐枣仁，补心。”

又如“远志”：

“得甘草、陈皮，治脾经郁结。　配川贝、茯神，除痰郁，开心窍。　佐茯苓，入肾经以泄邪。　佐麦冬，散心郁以宁神。若无邪，则散心之正气。　研末搐鼻，治脑风头痛。”

熟练掌握这些配伍方法，遇到疾病，就可以采用多种相应的药物配伍，灵活使用，临床处方就会得心应手。

**2. 注意药物作用的横向比较**

该书对药物作用进行的横向比较研究，在凡例里没有提到。这是因为此内容不是每一药都有，甚至只是在少数药物条下才有。但是，这部分内容非常重要，他从另一个角度为临床医生提供了辨证用药的参考。

这部分内容见于某些大药、要药、常用药条文的最后。和一般药物内容文字简练不同的是，这部分内容往往长篇大论，统而述之。这是因为其中包含了许多同类药物的辨证使用理论与注意事项。例如人参、黄耆、丹参、白术、川贝母等药之后的论说，文虽长，内容却非常精彩，并非抄录前人医药书，多为作者的临床用药心得，很值得临床医生重视。

在这些论说中，也常可以看到作者的一些独特的用药观点。例如：

“远志一味，今皆以为补心安神之剂，其实消散心肾之气。心肾一虚，鼓动龙雷之火而莫有底止，虚怯者实所禁用。惟心气郁结，痰涎壅塞心窍，致有神呆健忘、寤寐不宁等症，用以豁痰利气则可。若谓益精强志，使心肾交密，万万不能。观仲淳《经疏》，九如化裁，自知从来之误。”

作者指出远志的作用主要是“豁痰利气”，而不是什么“补心安神”，很值得读者深思并在临床中加以验证。

类似这样的新见解还有若干，例如认为龟甲：“血虚滞于经络，得此可解。其结邪气郁于隧道，得此可通其塞。开骨节，辟阴窍，是其所能。如谓滋阴补血，则未之有得。”是耶？非耶？读者可以在临床中加以验证。

该书的作者都是精于临床的医家，他们在此书中表达的临床用药心得，以及他们对配伍使用药物的经验，就是学习本书最需要掌握的内容。

郑金生

2007年3月

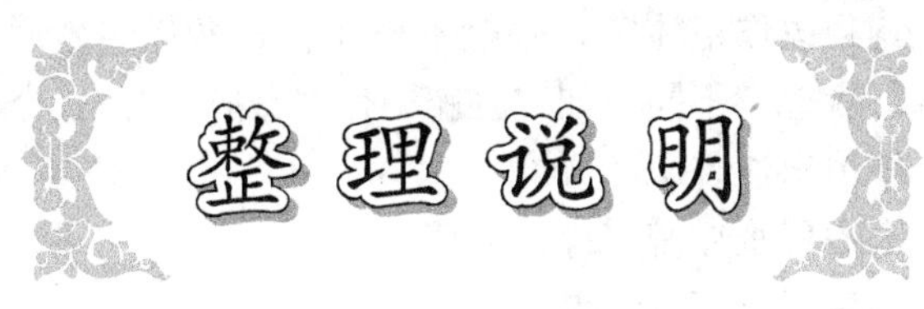

# 整理说明

一、本书以清乾隆二十六年（1761）小眉山馆刻本《盘珠集·得配本草》为底本，兼参《证类本草》、《本草纲目》等书，予以校勘整理。

二、原底本中的双行小字，今统一改为单行，字号较正文小一号。

三、该书特色是其中的“得配”，即药物的配伍。今用楷体表示这部分文字。

四、原书目录与正文中的药物正名之后，均以小字列出别名、药用部位及注音。另各药物类名之后亦注有药物数字。但将目录与正文互勘，差异较大。今目录仅保持药物正名，正文参目录所载，以实际内容为主，在药物正名之后保留别名、药用部位（小字黑体）及注音。各类药物数字则以目录为主，兼参实际药数为定。

五、该书分类一依《本草纲目》，资料亦多来自《本草纲目》，但不载出处。故该书文字若文理通顺，能自圆其说者，不予改动。惟文字有疑误之处，方据情酌改，或仍存其旧，均加校记。

六、该书药名或有与今通行之名用字不同者（如“硝”作“消”、“箔”作“薄”、“朱砂”作“硃砂”、“磁石”作“慈石”、“石膏”作“石羔”、“麝香”作“射香”、“黄柏”作“黄檗”、“玄参”作“元参”等），今酌情改为通行名，并在该名首次出现时予以标注。

七、凡底本中的异体字、俗写字，或笔画差错残缺，或明显笔误，均径改作正体字，一般不出注。该书某些名词术语用字与今通行者或有不同（如“脏腑”作“藏府”等），今径改作通行者，不另出注。

八、书中疑难冷僻字等，酌情简注。

九、书后附有药名索引。

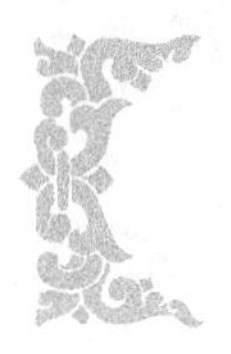
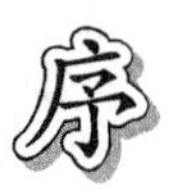
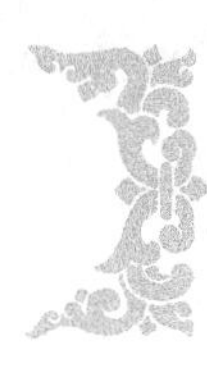

# 序

焕幼时窃闻先君语，辈行中精轩岐之学者，必推严西亭、施澹宁、洪缉庵三先生。三先生皆隐德君子，诊视遇险难者，三人必反覆辨论，以故试其药，无不得心应手。洎焕业是，已不及见三先生而一亲其言论丰采为恨。友人施君爱亭，承澹宁先生家传，尝出三先生同辑《盘珠集》一书见示，焕爱而读之。景仰前型，盖不异三先生之授受一堂也。集中各种，于切脉处方之法，多所发明。而《得配本草》尤能独开生面，于济世不为无补，急宜梓行以广其传。爱亭曰：是固余之愿也。因相与谋诸洪君西郊。西郊念先人手泽，深以弗克负荷滋愳[①]，慨然任剞劂之资用。以是书冠卷端，而《脉法大成》,《胎产症治》，缉庵先生之《虚损启微》诸书，亦缀于后。嗟夫！后世传是学者，或作或述，其书无虑数千百卷，类多散漫庞杂，言愈多而旨弥晦。是集简明而切近后人，易于阐扬，殆所谓仁人之言，其利溥哉！世之欲起死人而生之者，舍是书何以焉？

嘉庆甲子新秋 世愚侄张焕谨识

① 愳：同“惧”。《说文・心部》:“惧，恐也。愳，古文。”

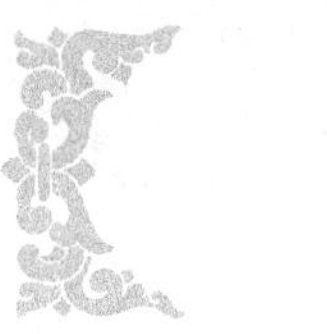
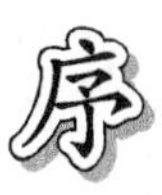
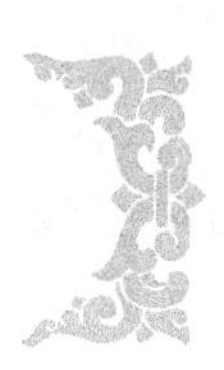

# 序

本草莫备于《纲目》，由来旧矣。其后删繁就简，利在省便。意为去取者，又不一书。然寒温消补，各就其一性而专言之。即古方有君臣佐使之义，亦第就其方为轻重而泛言之。故知药者不知方，知方者仍不知病，宜医者之终误于所治也。我姚严西亭、施澹宁、洪缉庵三先生者，文章之外，兼擅岐黄。尝念药之不能独用，病之不可泛治也。博采群书，互相辨论，合为《得配本草》一书，凡十卷。搜罗不亚《纲目》，职任专于古方。前则辨性以明其体，后乃详治以达其用。得一药而配数药，一药收数药之功；配数药而治数病，数病仍一药之效。以正为配，固倡而随；以反为配，亦克而生。运用之妙，殆无过此已。且夫君臣配则治道隆，夫妇配则家道成。配之时义大矣哉！使读是书者，知药而即知病，知病而即知所以治病，诚一以贯之者也，岂不足垂世而行远哉。

乾隆二十六年岁在辛巳九月既望魏朝阳拜撰。

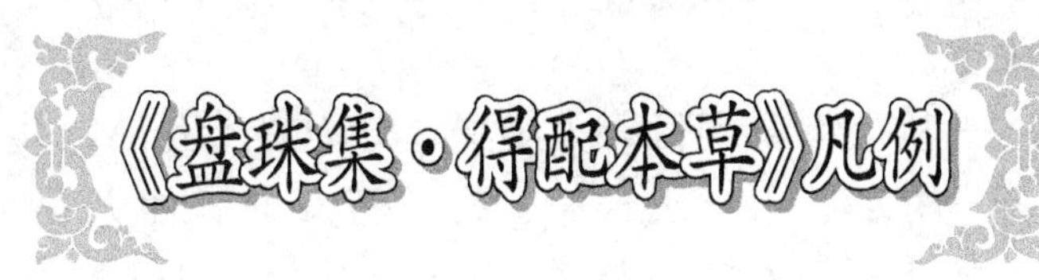

# 《盘珠集·得配本草》凡例

——药有畏恶反使，每品下先为标明，令人开卷了然。

——药有主治，详载首条，使用之者得其直达之功。

——药独入一经，以治一病，亦随佐使而治百病。今著配偶于主治之后，使知寒热攻补，变化无穷。苟能触类旁通，运用自然入妙。

——药分优劣。近时用药，但论某药治某病，不知名同实[①]异，功效悬殊。兹特详加论辨，俾取资者有所考证。

——药有制法，制得其宜，性味功用为之变化。今备采雷公炮制法，详载于后。

——药有利必有害。特载禁忌于后，庶使触目惊心，不敢轻试。

——用药治病，取其相制。每有百药不治之症，而一物足以疗之，此物之相制也。爰附怪症于各条之后。

——药有不忍用者，如天灵盖、胎骨、人血之属，

① 实：原误作“失”。据文义改。

尽行芟去。有随处可得而医家罕用者，如李根白皮、萱草、水芹之类，斟酌尽善而备采之。然亦有所考据，非敢妄为也。

——从《本草纲目》为准绳，分为二十五部，共计六百五十五种。水、火、土、金、石八十五种为卷一，山草、芳草八十五种为卷二，隰草、毒草九十八种为卷三，蔓草、水草、石草、苔草六十二种为卷四，谷类、菜类七十五种为卷五，果类四十八种为卷六，木类、竹类、服帛类八十七种为卷七，虫类、鳞类、介类六十八种为卷八，禽类、兽类三十六种为卷九，人部十一种为卷十。天一生水，以水为首，从贱至贵，以人为尾。

——每品主治得配之下，多留余地，以俟高明者再加注释。

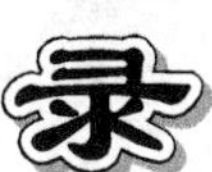
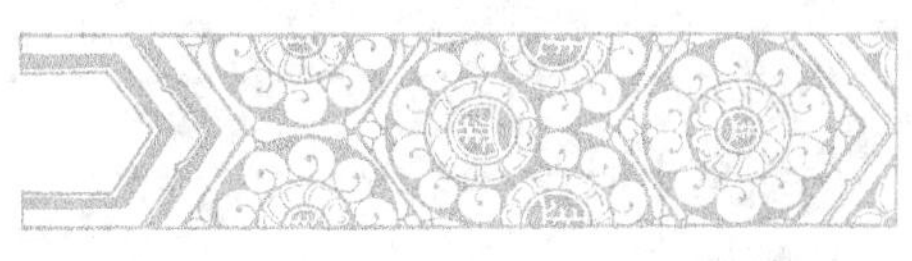

# 目录

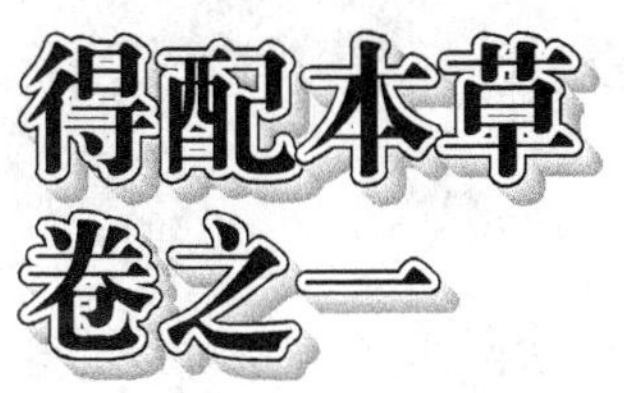


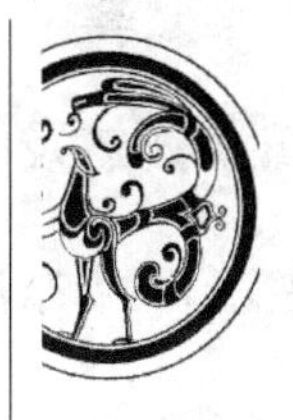



澹宁施雯文澍
姚江　西亭严洁青莲同纂著
绢庵洪炜霞城

## 水部 十四种

### 立春雨水

咸、平。宜煎发散及补中益气药。

### 露　水

甘、平。禀肃杀之气，润肺杀祟。调疥癣虫癞诸散。

### 冬　霜

甘、寒。解酒热、伤寒鼻塞。

得热酒冲服一钱半，治寒热疟疾。

### 腊雪水

甘、冷。泻热、解毒。治天行时疫，洗目退赤。

## 夏　冰

甘、冷。解伤寒狂热及烧酒毒。

## 甘烂水 一名东流水，一名劳水

甘、平。益脾肾，补中益气。治阳盛阴虚，目不能瞑，及霍乱吐利。

即急流水。以瓢高扬之万遍，则甘而轻。

## 逆　流　水

性逆而上宣。吐风邪痰饮及疟疾，吹咽喉诸病。

## 井泉水 一名井华水

甘、咸，平。得阴气多。滋阴降火。解热闷，除烦渴，宜煎补阴之药。

## 地浆 一名土浆

甘、寒。治赤白痢及腹热绞痛，虫蜞入腹。解一切鱼肉菜果诸毒。

掘黄土地作坎，深三尺，以新汲水沃入，搅浊，少顷取清用之，故曰地浆。

## 百沸汤 即热汤

甘、平。助阳气，行经络。熨霍乱转筋入腹。

## 阴阳水 即生熟汤

阴阳不和，吐泻交作，不能纳食及药，危甚者先饮数口即定。

以新汲水、百沸汤合一盏和匀。

### 齑水 此乃作黄齑菜水也

酸，咸。涌吐痰食。

### 磨刀水

咸，寒。利小便，消热肿。治盘肠生产肠干不上者。以磨刀水少润肠，煎好磁石二杯温服，自然收上。

洗手则生癣。

### 缲丝汤

能泄水中之火，引清气上朝于口。

## 火部 二种

### 艾火

灸百病。若灸诸风冷疾，入硫黄末少许尤良。

### 灯花

治喉痹，敷金疮。小儿邪热在心，夜啼不止，以二三颗，灯心汤调，抹乳吮之。

# 土部 九种

## 黄土

甘，平。治泄痢冷热赤白，腹内热毒绞结痛，下血。又解诸药毒、肉毒、合口椒毒、野菌毒。

得黄连，治小儿吃土。

## 东壁土

甘，温。治脾胃湿多，吐泻霍乱。得太阳频照之功，引真火生发之气，补土胜湿，则吐泻自止。

## 胡燕窠土

煎汤浴小儿，逐惊痫，除疮疥。

## 蚯蚓泥 一名六一泥

甘、酸、寒。治赤白久热痢，烧烟尽，沃汁滤净，饮之。

得生甘草汁、轻粉末，调涂小儿阴囊忽热肿痛。得米醋，调敷吹乳。得绿豆粉，敷外肾生疮。

## 乌爹泥 一名孩儿茶

苦、涩、平。清上膈热，化痰生津。涂一切疮，生肌定痛，止血收湿。

得轻粉、冰片，搽下疳阴疮。 配雄黄、贝母，搽牙疳口疮。

## 伏龙肝 一名灶心土

苦、辛、温。调中燥湿，消肿止血。疗赤白带下，止尿血遗精。

得黄芩、阿胶，治大便后血。 得阿胶、蚕沙，治妇人血漏。 得醋调，敷阴肿。 得鸡子清调，涂丹毒。

研水飞。

## 乌古瓦

甘，寒。理损伤续断，解心中大热。

醋煅五次，研末用。

## 墨

辛，温。止血生肌。

得酒磨服，治胞衣不下。 得醋磨服，治血崩。得井水磨服，治鼻衄不已。 得地浆送下，治客忤。入地黄汁下，治吐血不止。

火煅研用，或磨用。

## 百草霜

辛，温。消积，止血。敷口舌诸疮，消痘疹痈肿。

得棕炭，治胎动下血。 配川连，治挟热下痢。

# 金部 十七种

## 金 箔

得余甘子、驴马脂则体柔；畏水银、翡翠石；恶锡。

辛，平。有毒。除热辟邪，镇心肝，安魂魄。止惊悸，治风痫。杀轻粉毒。

百炼者无毒，方可入药，不得过一分。

伤肌损骨，不宜多用。生者有毒杀人，中其毒者，鹧鸪肉可解。

## 银 箔

畏石亭脂、砒石、磁石、荷叶、蕈灰、羚羊角、乌贼骨、黄连、甘草、飞廉、鼠尾、龟甲、生姜、地黄、羊脂、苏子油。恶锡、马目毒公、羊血。

辛，寒。有毒。定心神，止惊悸，除狂热，避诸邪。

得葱白、阿胶、糯米煎服，治胎热横闷。 得苎根，酒水煎服，治胎动欲堕。

凡用，只可煎汁借气，以生药力，勿入药服，以消人脂。

## 自然铜 一名髓铅

辛，平。散血定痛。续筋接骨。

火煅，醋淬七次，研末，甘草水飞过用。

## 铜绿 即铜青

酸、涩，性平。微毒。入足厥阴、少阳经。吐风痰，治恶疮、疳疮、金疮、风弦烂眼泪出。止血杀虫。

配滑石、杏仁，擦走马疳。 配枯矾，治口鼻疮。

## 铅 一名黑锡

畏紫背天葵。

甘，寒。秉北方癸水之气，阴极之精，其体重实，其性濡滑，其色黑，内通于肾。治一切阴阳混淆，上盛下虚，气升不降，发为呕逆、眩晕、噎膈反胃，危笃诸疾。所谓镇坠之剂，有反正之功。但性带阴毒，不可多服，恐伤人心胃。

用铅两许，水煎，冲蔗汁、梨汁服，败毒除狂。和蒸饼为丸，治反胃哕逆。用铅烊化，柳木捶研成粉，一两入米醋一升，砂锅熬膏，用陈小麦粉为饼，入铅膏少许，蒸熟，杵丸如绿豆大，每一丸，淡姜汤下。

阴火冲逆，真阳暴脱，气喘痰鸣，入铅于回阳汤中自愈。

## 铅霜 一名铅白霜

甘、酸、冷。坠痰去热，定惊止泻，盖有奇效，但非久服常用之物。病在上焦者，宜此清镇。

以铅打作钱，穿成串。瓦盆盛生醋，以串横盆中，离醋二寸，仍以瓦盆覆之，置阴处，候生霜刷下。

## 铅粉 即粉锡，一名胡粉，又名水粉

恶雌黄，制硫黄。

辛，寒。入足少阴经气分。镇心安神，坠痰消癥，杀虫止痢，疗疮拍汗。

得葱汁和丸，治妇人心痛。 得猪脂调，涂小儿诸疮。 配朱砂，蜜和，涂疮似蜂窠。 配胭脂，敷反花疮。 和黍米淋汁温服，治鳖瘕。 配黄连，敷燕口吻疮。 和盐熬色变，摩小儿腹胀，及腹皮青色。不速治，须臾死。

反胃呕哕者，火气上浮，阴阳将离也。得此镇坠之品，加入补阴之剂，俾阳火归元，吐病自止。

## 黄丹 一名铅丹

伏砒、制硇、硫。

辛，微寒。味兼盐、矾，走血分。内用：坠痰去怯，治惊痫颠狂，吐逆；消积杀虫，治疳疾、下痢、疟疾。外用：解热拔毒，长肉去腐，治恶疮肿毒，及入膏药，为外科之要药。

得鲤鱼胆汁，点眼生珠管。 配黄连炒丸，治赤白痢。 配建茶末，酒服，治疟疾。 和蜜水服，治小儿痺疟。

水漂澄干，微火炒紫色用。

## 密陀僧 一名炉底

制狼毒。

咸、辛、平。有小毒。走下焦，坠痰镇惊，散肿杀虫。治五痔，疗金疮。

得桐油，调贴骨疽。 配白芷、烛油，涂鼻内生疮。 配茶调服，治惊气失音。惊气入心络则瘖。 佐蛇床子，敷阴汗湿痒。 和水调，涂痘瘢。 生研，掺小儿初生遍身如鱼脬，又如水晶，破则成水流渗又生者，仍服苏合香丸。

研末置瓷锅内，重纸袋盛，柳蛀末焙之，次下东流水浸满，火煮，去蛀末、纸袋用。

此药难得其真。若销银炉底所结者，烂诸物，不宜轻服，但宜外敷。

## 铁落 一名铁蛾

畏磁石、皂荚、乳香、灰炭、朴硝、硇砂、盐卤、猪犬脂、荔枝。制石亭脂。

辛，平。下气。治阳气太盛，病狂善怒，癫痫疮毒。

配猪脂，敷小儿丹毒。

水浸一宿研，澄清饮水。

## 针砂 即作针家磨鑢细末也

治黄疸，消积聚肿满，平肝气，散瘿。

## 铁锈 一名铁衣

醋磨，敷蜘蛛等伤。调油，涂漆疮疥癣。

### 铁　浆

咸，寒。解诸毒入腹。主癫痫发狂，退心经烦热，疗蛇犬啮伤。

铁久浸水，自浮青沫，名浆。

### 铁刀刃

治蛇咬。地浆磨服。

### 铁　锯

治竹木入喉。烧赤，渍酒服。

### 铁　斧

治难产及胞衣不下。烧赤，淬酒服。

### 铁钥匙

治妇人血噤失音。生姜、醋、尿同煮饮。

## 石部 玉石类三种

### 云　母

泽泻为之使。畏鮀甲、矾石、东流水、百草上露、茅屋溜水。恶徐长卿、羊血。制汞，伏丹砂。

甘，平。入手太阴经气分。能入阴逐邪达表，入肠除垢止痢，坚肌续绝。

得蜀漆、龙骨，治牝疟多寒。　得黄丹熬膏，贴痈肿。

黄黑者厚而顽，赤色者、经妇人手把者，并不中用，须要光莹如水色者为上。

## 白石英

恶马目毒公。

甘、辛、微温。入手太阴、阳明经气分。除风湿痿痹，疗寒气咳逆，利小便，治肺痈。

得朱砂，治惊悸。　得磁石，治耳聋。

煅研，水飞用。久服、多服，则元气下陷。

## 紫石英

长石为之使。畏扁青、附子。恶鮀甲、黄连、麦句姜。

甘，温。入手少阴、足厥阴经血分。镇心益肝。暖子宫，除风寒。

得茯苓、人参，疗心中结气。　得天雄、菖蒲，治霍乱。　得生姜，米醋煎，调敷痈肿毒气。

煅，醋淬，研，水飞用。

血热者禁用。

# 石部 石类二十五种

## 丹砂 一名朱砂

畏碱水、车前、石韦、皂荚、决明、瞿麦、南星、乌头、地榆、桑椹、紫河车、地丁、马鞭草、地骨皮、阴地厥、白附子。恶磁石。忌诸血。

甘，微寒。入手少阴经血分。纳浮溜之火，降心肺之热。安神明，除烦满，是其降火之功。辟邪祟，下死胎，乃其镇重之力。去目翳，疗疮毒。心为火藏，不受辛热之品，宜用此治之。

得蜜水调服五分，预解痘毒。多者可少，重者可轻。得南星虎掌，去风痰。 配枯矾末，治心痛。 配蛤粉，治吐血。 配当归、丹参，养心血。 佐枣仁、龙骨，养心气。抑阴火以养元气。 得人参、茯苓，治离魂。自觉本形作两人，并行并卧，不辨真假者，离魂病也。和鸡子白服一钱，治妊妇胎动。胎死即出，未死即安。入六一散，治暑气内伏。 入托裹散，治毒气攻心。同生地、杞子，养肾阴。 纳猪心蒸食，治遗浊。 研敷产后舌出不收。暗掷盆盎作堕地声惊之，即自收。

紫背天葵、粉甘草同煮，研末水飞用。荞麦梗灰淋汁煮，研末水飞亦可。若火炼，则有毒杀人。

## 水银 一名汞

畏磁石、砒石、黑铅、硫黄、大枣、蜀椒、紫河车、松脂、松叶、荷叶、谷精草、金星草、萱草、夏枯草、莨菪子、雁来红、马蹄香、独脚莲、水慈菇、瓦松、忍冬。

辛，寒。有毒。解五金毒，杀疮疥虫，堕胎绝孕。紫背天葵并夜交藤自然汁同煮，以去其毒。

得铅则凝，得硫则结，并枣肉、人唾研则碎，散失在地者得川椒、茶叶则收。

头疮禁用。恐入经络，致筋骨拘挛，百药不治也。

## 轻粉 即水银粉，一名汞粉，一名腻粉

畏石黄、磁石。忌一切血。

辛，温燥。有大毒。劫痰涎，除水湿。治疮杀虫。不可轻服。

得生姜自然汁调搽，搔破面皮无痕迹。　配沙糖，丸如麻子大，空心米饮下一丸，治小儿吃泥。　配黄丹为末，治痘目生翳。左目患吹右耳，右目患吹左耳，即退。

即水银和白矾、食盐，升炼成粉。

用不得法，毒气入骨而莫出。

## 银　朱

辛，温。有毒。杀虫劫痰。

水银炼成。

烂龈挛筋，甚于轻粉。

## 雄黄 一名黄金石

畏南星、地黄、莴苣、地榆、黄芩、白芷、当归、地锦、苦参、五加皮、紫河车、五叶藤、鹅肠草、鸡肠草、鹅不食草、桑叶、猬脂。

苦，温。有毒。入肝经阳分，得阳土之精。搜肝气，泻肝风。解百毒，治恶疮，去死肌，辟鬼邪，疗惊痫，除疟痢，消涎积，杀诸虫。

得淮枣去核，纳雄黄包之，灯上烧化为末，掺走马

牙疳。　得水调服五钱，治发癥饮油。　得黑铅，治结阴便血。　配荆芥穗末，治中风舌强。　配硫黄、水粉，用头生乳汁调，敷鼻准赤色。　配白芷末酒服，治破伤风。　配青黛末水服，治饮食毒。　配白矾、甘草，浸阴肿如斗。　配紫草末，胭脂汁调，涂痘疔。先以银刀挑破，搽之极效。　配蟾酥、葱、蜜，捣敷疔疮恶毒。　配细辛为末吹鼻，治偏头风痛。左痛吹右，右痛吹左。　配朱砂，猪心血调服，治癫痫。

赤如鸡冠，明彻不臭者良。米醋入萝卜汁煮干用。

怪症：有虫如蟹，走于皮内，作声如小儿啼，此为筋肉所化，同雷丸各一两为末，掺猪肉片上炙熟，常服之，自愈。

## 雌　黄

畏黑铅、胡粉、芎䓖、地黄、独帚、益母、羊不食草、地榆、瓦松、五加皮、冬瓜汁。

辛，平，有毒。入肝经阴分，得阴土之精。为搜阴邪之向导，功用略同雄黄。搜肝杀虫，解毒祛邪。

得轻粉、猪脂研，敷牛皮顽癣。　醋和鸡子黄调，涂乌癞虫疮。　纳猪胆套指，治天蛇疔毒。

冬瓜汁、益母、地榆、地黄俱可制。

阴虚血燥者禁用。

## 石膏 一名寒水石，一名细理石

鸡子为之使。畏铁。恶莽草、巴豆、马目毒公。

甘、辛、淡寒。入足阳明、手太阴、少阳经气分。

解肌发汗，清热降火，生津止渴。治伤寒疫症，阳明头痛，发热恶寒，日晡潮热，狂热发斑，小便浊赤，大渴引饮，舌焦鼻干，中暑自汗，目痛牙疼。

得甘草、姜、蜜，治热盛喘嗽。　得桂枝，治温疟。　得荆芥、白芷，治胃火牙疼。　得苍术，治中暍。　得半夏，达阴降逆。有通玄入冥之神。　得黄丹，掺疮口不敛。生肌止痛。　配川芎、炙甘草，葱白、茶汤，治风邪眼寒。　配牡蛎粉，新汲水服，治鼻衄头痛。并滴鼻内。　配蒌仁、枳壳、郁李仁，涤郁结之热。使麻黄，出至阴之火。麻黄止用二三分。

石膏、凝水石各四两，芒硝一斤，共研末，用生甘草煎汁一升五合，入前药同煎，不住手搅令消熔，入青黛四两和匀，倾盆结成碧雪，研末，或含或吹，或水调服，治狂热诸症。

莹白洁净，文如束针，软者良。发表生用，清热煅用，勿疑过寒而概用火煅。立夏前过服白虎汤，令人小便不禁。　胃弱气虚，血虚发热者，禁用。

火炎土燥，非苦寒之剂所除。《经》曰：甘先入脾。又曰：以甘泻之。故甘寒之品，祛胃火生津液之上剂也。伤寒时疫，热邪溢于阳明经者，非此不除。况生石膏味辛而散，使邪气外达于肌肤。若误用芩、连，苦燥而降，反令火邪内结，渐成不治之症。勿以川连、石膏、葛根、钗斛、竹茹等味，悉除胃火，概混治之。盖胃经之气，凉则行，热则滞，气为热所滞，致失升降之令，而食不化，宜用葛根升之散之。邪火伏于阳明气分，宜用生石膏疏之。热火入于胃府，升之火气益烈，疏之结不可解，宜用川连导之使下。钗斛但清胃中虚火，竹茹专主胃府虚痰。此固各有攸当，分别用之，庶为得法。

## 滑 石

石韦为之使。恶曾青。制雄黄。

甘、淡、寒滑。入足太阳、阳明经。利毛腠之窍，清水湿之源，除三焦湿热。治积热吐衄，中暑烦渴，呕吐泻痢，淋闭乳难，水肿脚气，诸疮肿毒。

得葱汤送下，治妇人转脬。因过忍小便而致者。　得藿香、丁香，治伏暑吐泻。　配枯白矾、煅石膏，掺阴汗，并治脚指缝烂。　和车前汁涂脐，治小便不通。

先以刀刮净，研粉，用丹皮同煮，去丹皮，以东流水淘过，日干用。

燥热，精滑，孕妇，病当发表者，禁用。

怪症：眼赤鼻胀，大喘，浑身发斑，毛发如铁，乃热毒凝结于下焦。用滑石、白矾各一两，水三碗，煎服，不住饮。

## 赤石脂

畏芫花、豉汁。恶大黄、松脂。

甘、酸、温涩。入手少阴、足阳明经。厚肠胃，除水湿。收脱肛，止崩带，下胞胎，补心血，生肌肉。能助火以生土，故长肌肉。

得干姜、胡椒，醋糊丸，治大肠寒滑，小便精出。配干姜、粳米，治久痢脓血。以其直入下焦，故为久痢之要药。 配破故纸，治经水过多。 配伏龙肝为末，敷脱肛。 配牡蛎、盐，糊丸，治小便不禁。 佐川椒、附子，治心痛彻背。 研末敷脐，止汗。

赤入血分，白入气分。粘舌者良。煅，醋淬，研，水飞用。

非寒痢白积不宜用。初病湿热者禁用。

## 炉甘石

甘，温。阳明经药也。受金银之气，故治目疾为要药。

时珍常用炉甘石煅淬，海螵蛸、硼砂各一两，为细末，以点诸目病，甚妙。 入朱砂五钱，则性不粘。 得枯矾、胭脂、麝香，吹聤耳出汁。 得真蚌粉，扑阴汗湿痒。 配孩儿茶，搽下疳阴疮。 配青黛、冰片，搽下疳。

凡用炉甘石，以炭火煅红，童便淬，或黄连煎水淬七次，洗净研粉，水飞过，晒干用。

## 井泉石

甘，大寒。治热结、热嗽、热疳、热眼等症。

配海金沙、滑石，治膀胱热秘。 配大黄、栀子，治眼睑肿赤。

细研，水飞过，不尔令人淋。

## 无名异

伏硫黄。

甘、咸、平。活血凉血。治金疮折损。

得陈酒送下，治打伤肿痛。　得醋磨，敷疮痈。调葱汁，涂赤瘤丹毒。　调牛胶，治脚气肿痛。　得甜瓜子各一两，乳香、没药各一钱，为末，每服五钱，热酒调服，小儿三钱，治损伤接骨，外以黄米粥涂纸上，掺牡蛎末，裹定，再以竹篦夹住。　研细末，卷纸，燃灯吹灭，黑烟熏，治卷毛倒睫。

## 石钟乳 一名鹅管石

蛇床为之使。畏紫石英、蘘草。恶牡丹、玄石、牡蒙、人参、术。忌羊血。伏韭实、独蒜、胡葱、胡荽、麦门冬、猫儿眼草。

甘，温。入足少阴经气分。利九窍，通百节，壮元阳，疗脚冷。

得漏芦、通草，下乳汁。

光润轻松，形如鹅翎筒。沉香、藿香、甘松、白茅根水煮过，再以天葵、甘草同煮，焙研，水飞澄过，绢笼晒干，再研收用。

服钟乳者终身忌术、人参，犯者多死。

药石性悍，勿以补阳可种子，常服不已，以贻卒祸。况阳虚内寒者，百中不过一二。妄用之，激火生风，万病蜂起。即使宜服而久服之，亦不免淋渴痈疽之祸。

## 石　灰

伏雄黄、硫黄、硇砂。去锡晕。

辛，温，有毒。散血定痛，生肌长肉。止金疮血，杀疮虫，去息肉，灭瘢疵，解酒酸。

得鸡子清，和成块，煅，敷恶疮。　得白果肉，捣贴痰核红肿。蜜调敷亦可。　得桑灰淋汁熬膏，点疣痣。先以针刺破。　配牛胆汁，阴干，止金疮血。　和饭捣丸，治斑沙痛。陈久者良。　和鲜麻叶，捣罨损伤。血流不止。　灰水入香油，涂汤火伤。　熬黄色，水泡澄清，洗产后玉门不闭，阴挺不收。

风化者良，古矿灰尤佳。

石灰，止血神品也。但不可着水，着水即烂肉。

## 浮石 一名海石

咸，寒。入手太阴经。除上焦之痰热，清膀胱之上源。消结核，止干渴。

得牙皂，治老痰横结。　得通草，治疝气茎肿。得鲫鱼胆，治膈消。善饮水者。　得金银花，治疳疮。得轻粉少许，麻油调，涂头核脑痹。枕后生痰核，正者为脑，侧者为痹。

煅研，水飞过用。

## 阳起石

桑螵蛸为之使。畏菟丝子。恶泽泻、雷丸、菌桂、石葵、蛇蜕皮。忌羊血。

咸，温。入命门。治下焦虚冷，阴痿，腰痹，崩漏，癥结。肾气不摄则漏，肾气不运则结。

配伏龙肝，水调扫缠喉风。更以凉药灌入鼻中。

配钟乳粉、附子，治元气虚寒。

云头雨脚、及鹭鸶毛者真，色白滋润者良。

煅赤，酒淬七次，研细，水飞过，日干用。不入汤。

气悍有毒，不宜轻用。

## 磁石 一名熁铁石，一名吸铁石，一名玄石

柴胡为之使。畏黄石脂。恶牡丹、莽草。伏丹砂，养水银，去铜晕，杀铁毒，消金。

辛、咸，平。入足少阴经。坠炎上之火以定志，引肺金之气以入肾。水得金而自清，火不攻而自伏。除烦闷，逐惊痫，聪耳明目。

得朱砂、神曲，交心肾，治目昏内障。磁石使精水不外遗，朱砂使邪火不上侵。 配人参，治阳事不起。佐熟地、萸肉，治耳聋。相火不上，则气清而聪。 和面糊调涂囟上，治大肠脱肛。入后洗去。

地榆汁煮，火煅醋淬用。入肠恐致后患，纱包入药煎，但取其气为妥。

诸石有毒，不宜久用。独磁石性禀冲和，常服亦可。

## 代赭石 一名土朱

干姜为之使。畏天雄、附子。

苦，寒。入手足厥阴经血分。镇包络之气，除血脉之热。疗崩带，止反胃、吐衄，治惊痫疳疾。

得生地汁，治吐血、衄血、下血。 得冬瓜仁汤调

下，治慢惊风。泻后不乳，目黄如金。　佐半夏，蠲痰饮。

煅，醋淬七次，研，水飞过用。

气不足、津液燥者，禁用。

## 禹余粮

牡丹为之使。制五金、三黄。

甘,寒。重涩。入手足阳明经血分。固下焦。治烦满、癥瘕、肠泄、下痢，四肢不仁，骨节疼痛，久远痔瘘。

配赤石脂，治大肠咳嗽。嗽即遗矢。　配赤石脂、牡蛎粉、乌贼骨、伏龙肝，治崩中漏下。

丹皮同煮，日干用，或火煅醋淬用。

## 空青

畏菟丝子。

甘、酸、寒。凉肝除热。其壳磨翳，其浆点青盲内障。

产铜坑，腹中空、破之有浆者良。

## 砒石 一名信石，一名人言。生者名砒黄，炼者名砒霜，尤烈

畏冷水、绿豆、醋、青盐、蒜、硝石、水蓼、常山、益母、独帚、菖蒲、水律、菠薐、莴苣、鹤顶草、三角酸、鹅不食草。

辛、苦、咸，大热。大毒。治痰癖，除寒哮。外用蚀败肉，杀诸虫。中其毒者，绿豆可解。

煅，醋淬七次，研，水飞日干用。

大热之性，虽可除寒消癖，必须煅过，配绿豆末和诸药服之，每日约服一二厘而止。豆末亦每日约服二钱，以制其毒。不然，久服之肌肉燥裂，毒气交并，卒致后祸而不可解。

## 礞　石

得焰硝良。

甘、咸，平。入足厥阴经气分。平肝下气。除结热，治惊痫、积痰。

得薄荷自然汁、生蜜调下，治急惊痰热。慢惊脾虚者，木香汤熟蜜调下。　配大黄末，除横结之痰。　配赤石脂，疗积痰久痢。

青者佳。如无星点，不入药。入硝石等分，煅至硝尽，色如金为度，研末，水飞日干用。

脾虚气弱，发热声哑，痰血夹杂者，禁用。

礞石燥可除湿，老痰却非所宜。但诸药下过滑润痰滞，而隐伏之处未必能到，惟此性横而悍，其于肠胃曲折倚伏之处，无不迅扫其根，使秽浊腻滞之痰，不得稍留胃底，故此品有滚痰之名。然痰之滞，有血虚不能润、气虚不能送，因之粘滞胃府，托宿肠中。关门之内，竟作贮痰之器。如用礞石降之，则痰因燥而愈涩，气因降而益衰，终将凝结于中而莫解，乌可不审。

## 花乳石 一名花蕊石

酸、涩、平。入厥阴经血分。化血为水。掺金疮、跌扑损伤、犬咬至死者。

得川芎、甘菊、防风、白附子、大力子、炙甘草为末，每服腊茶下五分，治多年障翳。 配黄丹，掺脚缝出水。 配童便，治产妇恶血奔心，胎死腹中，胎衣不下。

硫黄四两、乳石一两为末，泥固日干；入瓦罐内，泥封烘干；火煅为末，水飞日干，瓷瓶收用。

内火逼血妄行者禁用。

### 羊肝石 即越砥

甘，无毒。磨汁点目，除翳。烧赤投酒频饮，破血瘕，下石淋。涂瘰疬结核。

### 石　蟹

咸，寒。入足厥阴经。治天行热疾，催生落胎，明目解毒，敷痈肿，消胬肉。

细研，水飞用

## 石部 卤石类十五种

### 食　盐

漏芦为之使。

咸、微辛、寒。走血，软坚，润燥，引吐。熨痛，洗风目，揩牙齿，袪蝎毒。

和童便，治霍乱绞痛，通大小便。

煅赤，研，河水煎沸，啜之，探吐热痰数升，病笑不休，即愈。

多食损肺，失色肤黑，损筋。

痰嗽、哮症、血病、消渴、水肿，皆禁用。



## 青盐 即戎盐

干汞。制丹砂。解芫青、斑蝥毒。

咸，寒。入足少阴经血分。助水脏，平血热，降邪火，消热痰。去癥、杀虫，止血、坚骨，固齿、明目。

佐杜仲，补肝阳。　君川椒，明目。　同冰片，止牙痛。　煮桑叶，洗烂眼。

西羌来者，不经煎炼，方棱明莹，青色者良。

燥药以青盐水拌蒸，或拌炒则润，亦能引诸药以入肾。

呕吐者禁用。

## 凝水石 一名寒水石，一名盐精石

畏地榆。制丹砂。解巴豆毒。

辛、咸、寒。入足少阴经血分。凉血降火。治时气热盛，五脏伏热，皮如火烧，伤寒劳复，坚齿明目，涂小儿丹毒。

得朱砂、甘草、冰片研细末，掺牙龈出血。　得滑石、葵子，治男女转脬。过忍小便而致者。

卤地积盐之下，渗入土中，年久至泉，结而成石，清莹有齿，棱如马牙硝，入水即化。以生姜自然汁煮干，研用。

胃弱者禁用。

古方所用寒水石，是此石。唐、宋诸方寒水石，是石膏。近方寒水石，是长石、方解石。

## 太乙玄精石 即玄精石

制硫黄、丹砂。

咸，寒。治暑火热泻，疗伤寒壮热。汤火伤，调油敷。已破者，干掺。

得牛黄、朱砂、冰片，掺重舌涎出。先以针挑去血，盐汤漱口。 得生甘草，治目中赤脉。 配半夏、硫黄，治寒热霍乱。 配硫黄、硝石，治上盛下虚，救阴助阳，有扶危拯逆之功。

碱卤津液，流渗入土，年久结成石，片片状如龟背，六角，青白莹彻者良。今世所用玄精，乃绛州山中所出绛石，非玄精也。

## 朴硝 一名皮硝，一名盐硝

石韦为之使。畏荆三棱。恶麦句姜。

辛、苦、咸、微寒。有小毒。逐六腑积聚，散三焦火郁。治天行热疾，除停痰痞满，疗伤寒发狂，利大小便，落死胎。

得独蒜、大黄捣饼，贴痞块。 配僵蚕、硼砂、脑子，吹风热喉痹。 配硫黄、白矾、滑石，治伏暑泻痢。 配矾石、大麦粥，治女劳黑疸。发热恶寒，膀胱急，小腹满，身黄额黑，腹胀如水，大便溏黑，小便黄。

瓷瓶煅赤，投硝石于内，每四两，用鸡肠草、柏子仁丸共廿五个，如珠子大，以丸煅尽为度。

虚极似实等症，勿得误投。孕妇禁用。

朴硝黄者伤人，赤者杀人。

**芒硝** 又名马牙硝、一名盆硝，一名英硝

辛、苦、咸，大寒。荡涤三焦肠胃之实热，消除胸膈壅淤之痰痞。

得鼠粘子，治大便痈毒。 得水调，涂火焰丹毒。得童便温服，下死胎。 配猪胆汁，涂豌豆毒疮。 和沉香末，破下焦阳结。 研末，吹喉痹不通。并治重舌、鹅口。

朴硝再煎炼，倾盆凝结，在上有芒者为芒硝，有牙者为马牙硝。

大伐下焦真阴，不宜轻用。

## 风化硝

辛、咸、温。升散三焦之火，消除心肺之痰。治小儿惊热。

得人乳，涂头面暴热肿痛。 得川连，点目赤肿痛。

以芒硝置风日中，消尽水气，轻白如粉，为风化硝。无真实者，禁用。

## 玄明粉

辛、甘、冷。去胃中实热，荡肠中宿垢。消肿破结，除痰积，洗目肿。

得朱砂，治伤寒发狂。　和童便，治热厥心痛。

朴硝以长流水煎化，同莱菔煮，再同甘草煎，入瓦罐火煅，去其咸寒之性，收用。

胃虚无实热者禁用。

朴硝、芒硝、玄明粉，皆通大肠之实结，而虚秘者用之，祸如反掌。然虚实之分，难于审认。七情所伤，怫郁于内，变为热壅。结于肠胃则便坚，坚则生火，炽于五内，诸症蜂起。急须通滞，迫不待时。《经》曰：热淫于内，治以咸寒。不妨于滋补中佐硝、粉以荡涤其火，岂得拘于内伤之虚，禁用通剂，而迁延待毙耶？若邪热伤于阴分，大肠枯燥，秘结不行者，硝、粉甚不相宜。但重滋其阴，以宣其血气，加麻仁、蒌仁、杏仁、郁李仁之类以利之。如因邪火之炽，用硝、黄推荡之，未有不重伤其阴而死者也。故虚火反成实结，实邪久成虚秘，务须审之再三。知之确当，应用与否，庶可无误。

### 硝石 一名焰硝，一名火硝

火为之使。畏女菀、杏仁、竹叶、粥。恶曾青、苦参、苦菜。柔五金。化七十二石为水。

辛、苦、微咸。有毒。阴中之阳也。而气大温，其性上升。散三焦火郁，调五脏虚寒。

得竹沥，点重舌、鹅口。　配雄黄，研细末，点少许入眦内，治诸心腹痛。

凡用，溶化，投甘草入内，即伏火。

朴硝下降，属水，气寒；硝石为造炮焰硝，上升，属火，气大温。

怪症：尸厥，四肢冰冷，不省人事，腹如雷鸣，宜灸气海七壮，内服火硝五钱、硫黄二两，为末，姜、附汤下。

## 硇砂 一名透骨将军

畏一切酸浆水、醋、乌梅、牡蛎、卷柏、萝卜、独帚、羊蹄、商陆、冬瓜、苍耳、蚕沙、海螵蛸、羊胴骨、羊踯躅、鱼腥草、河豚、鱼胶。忌羊血。消五金八石。

咸、苦、辛，热。有毒。治癥瘕肉积，破结血顽痰，又能尽化三焦之痼疾。其性能消金石、腐肠胃，不宜服。服之化心为血。

白净者良。水飞，醋煮，干如霜，刮下用。

中其毒者，以生绿豆研汁，饮二三升解之。

## 硼砂 一名鹏砂，一名盆砂

畏知母、芸薹、紫苏、甑带、何首乌、鹅不食草。制汞。哑铜。

甘、微咸，凉。治上焦痰热，瘕结，喉痹，骨哽，恶疮弩肉，翳障，口齿诸病。

得生姜片，蘸揩木舌肿强。　得冰片少许，研细末，灯草蘸点弩肉翳障。　配牙硝，治咽喉谷贼肿痛。配白梅，治咽喉肿痛。

出西番者白如明矾，南番者黄如桃胶。

## 石硫黄

曾青、石亭脂为之使。畏细辛、朴硝、铁、醋、黑锡、猪肉、鸭汁、余甘子、桑灰、益母、大盐、车前、黄柏、石韦、荞麦、独帚、地骨皮、地榆、蛇床、蓖麻、菟丝、蚕沙、紫荷、菠薐、桑白皮、马鞭草。忌禽兽血。

酸，有毒。大热纯阳，入足少阴经。去冷积，止水胀，杀脏虫，除鬼魅。

得半夏，治久年哮喘。 得艾叶，治阴毒伤寒。得鸡子煎香油，调搽疥疮。 得枯矾，治气虚暴泻。配雄黄为末，绵裹，塞耳卒聋闭。 配滑石，治伤暑吐泻。 烧烟熏嗅，咳逆打呃立止。 研细末，掺诸疮胬肉，如蛇出数寸。

出番舶、黄色莹净者良。用莱菔剜空，入硫黄合定，糠火煨熟。以紫背浮萍、青蒿汁煮，汁尽为度；再用百部、柳蚛、东流水煮，皂荚水淘去黑浆用。或用猪大肠煮烂用。

阴虚者禁用。

人生一身，阳常有余，阴常不足。每见虚热者，补阴之剂，投之半载一年，未即有效，遂以滋阴为无济，不若补阳以生阴。且云怯病内必有虫以食其髓，惟硫黄下补命门，兼可杀虫。因之日服寸匕，以期速效。讵知阳火日盛，阴水益燥，速之使毙而莫之知也。且果系虚寒，亦应补气以回阳。乃用此酷烈之药而毒之死，何哉？

## 矾石 即白明矾

甘草为之使。畏麻黄、红心灰藋。恶牡蛎。

酸、咸、涩。入肝肺二经。燥湿解毒，杀虫坠浊，追涎化痰，除风去热，止血定痛。蚀恶肉，生好肉，除痼热在骨髓。治惊痫喉痹，风眼齿痛，鼻中息肉，脱肛漏下，阴挺阴蚀，疔毒恶疮，瘰疬疥癣，虎犬蛇虫咬伤。

得肉桂，治木舌肿强。 得皂角末，吐中风痰厥。得甘草，水磨，洗目赤肿痛。 得朱砂，敷小儿鹅口。得铜绿，泡水，洗烂弦风眼。 得蓖麻仁、盐梅肉、麝香，杵丸绵裹，塞鼻中息肉。 得细茶叶五钱、生白矾一两，蜜为丸如梧子大，治风痰痫病。一岁十丸。 配黄丹，搽口舌生疮。 配好黄蜡，溶化为丸，治毒气内攻，护膜止泻，托里化脓。 配盐，搽牙关紧急，并点悬痈垂长。 配牡蛎粉，酒下，治男妇遗尿。 配黄蜡、陈橘皮，治妇人黄疸。如经水不调，或房事触犯致此疾者，用调经汤下。 研生白矾吹喉痹肿闭。 蘸石榴皮擦皮癣。

生用解毒，煅用生肌。煅过即为枯矾。

多服损心肺、伤骨。

怪症：遍身生疮，状如蛇头，此热毒郁于内，寒气包于外，久之从皮肉攻出，故外形如此。用蜡矾丸服之自愈。

## 绿矾 一名皂矾，一名青矾，煅赤者名矾红

畏醋。

酸、凉。消积滞，燥脾湿。治喉痹、口疳、虫牙、恶疮疥癣。

得平胃散，治黄疸。 得红曲、山楂，消肉积。得大枣，去核入矾烧研，搽小儿甜疮及耳生烂疮。

醋拌，入瓷瓶煅过用。

服此终身忌荞麦。

昔人往往以青矾为胆矾，误矣！

## 胆矾 即石胆

水英为之使。畏箘桂、芫花、辛夷、白薇。

辛、酸，寒。有毒。入足少阳经。涌吐风热痰涎，发散风木相火。杀虫消痈，疗咽喉口齿疮。

得醋，灌百虫入耳。漱喉吐痰涎，喉痹立效。 得蜜调，敷诸痔肿痛。 配龙胆草，煅烟尽红透，出火气，研细末，搽走马牙疳臭烂极急者，神效。 配炒白僵蚕，研，吹喉痹、喉气。 入黑枣内煅研，敷牙疳。

涂铜铁上，烧之红者为真。明亮如翠琉璃，似鸭嘴色者为上。

# 得配本草卷之二

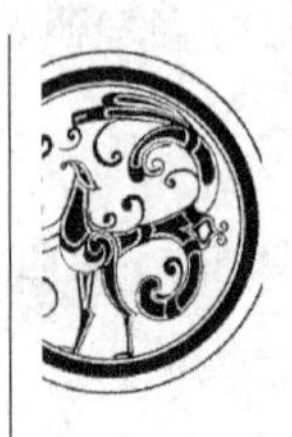

澹宁施雯文澍
姚江　西亭严洁青莲同纂著
缉庵洪炜霞城

## 草部 山草类五十一种

### 甘　草

术、苦参、干漆为之使。恶远志。反大戟、芫花、甘遂、海藻。忌猪肉。

味甘。入手少阴、足阳明、太阴、厥阴经气分。益精养气，泻火和中，健脾胃，解百毒，和络血，缓肝急，祛邪热，坚筋骨，长肌肉，疗疮毒。

得猪胆汁炙为末，米泔调，灌婴儿月内目闭不开，或肿羞明，或出血者，名慢肝风。　得桔梗，清咽喉。配大豆汁，解百药毒，奇验。　佐陈皮，和气。　佐茯苓，泄胀。　入汗剂，解肌。　入凉剂，泻热。　入峻剂，缓正气。　入辛热药，温散血中之结。　入润剂，养阴血。　入辛凉药，行肝胃污浊之血。宜用头。

大而结紧、断文者为佳，谓之粉草。泻心火，败火毒，缓肾急，和络血，宜生用。梢止茎中痛，去胸中热。节能消肿毒。和中补脾胃。

粳米拌炒，或蜜炙用。

酒家、呕家，行下焦，酒痢初起、中满者，禁用。



### 黄耆 一名黄芪

茯苓为之使。恶白鲜皮、龟甲。

味甘，微温。入手太阴经，兼入足太阴气分。助气补血，固腠理，益脾胃，托疮疡，止盗汗。固气之功。

得枣仁，止自汗。 配干姜，暖三焦。 配川连，治肠风下血。 配茯苓，治气虚白浊。 配川芎、糯米，治胎动、腹痛、下黄汁。 佐当归，补血。 使升、柴，发汗。

补虚，蜜炒；嘈杂病，乳炒；解毒，盐水炒；胃虚，米泔炒；暖胃，除泻痢，酒拌炒；泻心火，退虚热，托疮疡，生用。恐滞气，加桑白皮数分。

血枯、助气生火，血愈枯也。中风，阳气升，风益疾，痰益盛。火动生痰，内脏虚甚，升气于表也。上热下寒，气升，上益热，下益寒。痘色不润，助气，血愈枯。肝气不和，黄耆能动三焦之火。皆禁用。

怪症：四肢节脱，但有皮连，不能举动，此筋解也。用黄耆三两，酒浸一宿，焙研，酒下二钱，至愈而止。

黄耆补气，而气有内外之分。气之卫于脉外者，在内之卫气也；气之行于肌表者，在外之卫气也。肌表之气，补宜黄耆；五内之气，补宜人参。若内气虚乏，用黄耆升提于表，外气日见有余，而内气愈使不足，久之血无所摄，营气亦觉消散，虚损之所以由补而成也。故内外虚气之治，各有其道，不谙其道而混治之，是犹盲人之不见黑白也。

## 人参 一名黄参。参须、参芦

茯苓、马蔺为之使。畏五灵脂。恶皂荚、黑豆、卤碱、人溲。反藜芦。忌铁器。动紫石英。

味甘、微苦。生微凉，熟微温。入手太阴经气分。能通行十二经，大补肺中元气，肺气旺则四脏之气皆旺，补阳以生阴，崇土以制火。阳气暴脱，能回之于无何有之乡。阴血崩溃，能障之于已决裂之后。阳气虚者，固所必需。阴血虚者，亦不可缺。有一等真阴亏损，而邪火烁于表里，神魂躁动，内外枯热，真正阴虚之证，若过服之，反能助热，所谓阳旺则阴愈消，当用纯甘壮水之品。

得茯苓，泻肾热。肾脏虚则热。 得当归，活血。 配广皮，理气。 配磁石，治喘咳。气虚上浮。 配苏木，治血瘀发喘。 配藜芦，涌吐痰在胸膈。 佐石菖蒲、莲肉，治产后不语。 佐羊肉，补形。 使龙骨，摄精。 入峻补药，崇土以制相火。 入消导药，运行益健。 入大寒药，扶胃，使不减食。 入发散药，驱邪有力。宜少用以佐之。

去芦，隔纸焙熟用。土虚火旺，宜生用；脾虚肺怯，宜熟用。补元恐其助火，加天冬制之；恐气滞，加川贝理之。加枇杷叶，并治反胃。久虚目疾者，煎汁频洗自愈。

肺热，精涸火炎，血热妄行者，皆禁用。以其能升五脏之阳。

怪症：遍身皮肉混混如波浪声，痒不可忍，搔之血出不止，谓之气奔。用人参合茯苓、青盐、合三钱，细辛四五分，煎服自愈。

**参须**

下泄虚邪。

**参芦**

涌吐痰涎。

体虚者可代瓜蒂。丹溪曰：参补阳中之阴，芦泻太阴之阳也。

用参之误，一由于症，一由于脉。阴虚火从内炎，濡润之剂，填补其内，或半载，或一年，奏功不速，辄疑养阴之药其力缓，非补气不足以生阴，必用参，其功始速。投人参于滋水之剂，胃气暂壮，饮食加增，恰有似乎神旺者。因即逐日用之，以祈速效。岂知阴虚火炎者，更非肺热之谓。肺热者，元阴亏而邪火烁金，用参恐补气以助火，肺热还伤其肺。若精液枯涸，譬如天干地燥，溪水断流，惟有滋水以润其燥烈而已。进人参则升气助火，未有不燥烈而死者。此由外症不愈之误也。时行外感邪气，流于隧道，脉络为邪所窒塞而不通，按之非空虚则细弱，甚至微小如发，漂疾皮毛，略按全无，几欲脱而未脱。医者认作脱症，急用人参以回元气，反使邪气内着，火毒郁于里，寒厥见于外，更用姜、附以助参力，意以元阳复寒气自除，竟视人参为救人圣药，自恃为按脉无差，致令胃阴涸竭，五内枯槁，速之死而莫可救药者。此由脉息虚微之误也。参之误伤者甚众，兹特著其两端，以为司命者之戒。

### 上党参 上党参膏

甘，平。入手足太阴经气分。补养中气，调和脾胃。

得黄耆，实卫。 配石莲，止痢。 君当归，活血。 佐枣仁，补心。

补肺，蜜拌蒸熟。补脾，恐其气滞，加桑皮数分，或加广皮亦可。

气滞、怒火盛者，禁用。

**上党参膏**

清肺金，补元气，开声音，助筋力。

制膏法：用党参软甜者一斤，切片；沙参半斤，切片；桂圆肉四两，水煎浓汁，滴水成珠，用瓷器盛贮。每用一酒杯，空心滚水冲服，冲入煎药亦可。

### 北沙参 一名白参，一名铃儿参

恶防己。反藜芦。

甘，平，微苦，微寒。入手太阴经。补阴以制阳，清金以滋水。治久咳肺痿，皮热瘙痒，惊烦，嘈杂，多眠，疝痛，长肌肉，消痈肿。

得糯米，助脾阴。 配生地，凉血热。 佐柴葛，去邪火。　合玄参，止干嗽。

气味清薄，宜加倍用。

肺气寒，虚气上浮者，禁用。

## 荠苨 一名杏参，一名甜桔梗

甘，寒。入手太阴经。解上焦热邪，利肺气，解百药毒。治咳嗽、消渴、强中、疮毒、疔肿。

## 桔　梗

节皮为之使。畏白及、龙胆草。忌猪肉。伏砒。

辛、苦，平。入手太阴经气分。行表达窍，开提气血，能载诸药上浮，以消郁结。治痰壅喘促，鼻塞，肺痈，干咳，目赤，喉痹咽痛，齿痛口疮，胸膈刺痛，腹痛肠鸣。

配栀子、大黄，治目赤肿痛。　配大力子、大黄，治疫毒。　配阿胶，治肺痿。　配诃子，治失音。　配茴香，烧研，敷牙疳臭烂。　配枳壳，利胸膈。　君甘草，治少阴咽痛，及肺痈咳嗽吐脓如粳米粥者。　入凉膈散，则不峻下。　入补血药，清理咽喉。　入治痢药，开肺气之郁于大肠。　入治嗽药，散火邪之郁于肺中。

刮去浮皮，米泔浸，微炒。若欲专用降剂，此物不宜同用。

诸气上浮，血病火炎，二者禁用。

## 黄精 一名仙人余粮，一名龙衔，一名救穷草

忌梅实。

甘，平。入足太阴经。补中气，润心肺，安五脏，填精髓，助筋骨，下三虫。

得蔓菁，养肝血。　配杞子，补精气。

洗净砂泥，蒸晒九次用。

阴盛者，服之致泄泻痞满。气滞者，禁用。

## 萎蕤 一名玉竹

畏卤碱。

甘，平。入手足太阴、少阴经。柔润补虚，善息肝风。治虚劳寒热痁疟，风温自汗灼热，头疼目痛，泪出眦烂，男子湿注腰疼，小便频数失精，一切虚损，挟风湿诸症。用代参、地，大有殊功。

得薄荷、生姜，治目痛昏暗。　得芭蕉根、滑石，治卒淋。　得葵子、龙胆草、茯苓、前胡，治小儿痫病后身面虚肿。　配赤芍、当归、黄连，煎汤熏洗眼赤涩痛。

竹刀刮去皮节，蒸用。止嗽，蜜水拌蒸。去风，酒拌蒸。

## 知　母

得黄柏及酒良。伏硼砂、盐。

辛，苦，寒。入足少阴、手太阴经气分。泻肾火，除骨蒸，退邪热，滋化源。疗初痢脐痛，治久疟酷热，消痰定嗽，止渴除烦。

得人参，治子烦。　得地黄，润肾燥。　得莱菔子、杏仁，治久嗽气急。　配麦冬，清肺火。

拣肥润里白者，去毛，铜刀切片。犯铁器，损肾。欲上行，酒拌焙燥；欲下行，盐水润焙。

肠胃滑泄，虚损发热，二者禁用。

邪热伏于肺中，不能生水，膀胱绝其化源，秘塞不通，用知母清金，而泉源滋长，此所以有知母补阴之谓。若真水不足，膀胱失气化之司，速当补肾，使阴气行而阳自化，便自通也。知母苦寒，大伤肾水，尤宜禁用。

## 肉苁蓉

忌铜、铁。

味咸，性温。入命门，兼入足少阴经血分。壮阳强阴。除茎中虚痛，腰膝寒疼，阴冷不孕。

同鳝鱼为末，黄精汁为丸服之，力增十倍。　得山萸肉、北五味，治善食中消。　得沉香，治汗多虚秘。合菟丝子，治尿血泄精。　佐精羊肉，治精败面黑。肾中无火，精亦败。

酒浸，刷去浮甲，劈破中心，去内筋膜如竹丝草样者。有此能隔人心前气不散，令人上气也。漂极淡，蒸半日用，以酥炙用亦可。润大便不须炙。

大便滑，精不固，火盛便秘，阳道易举，心虚气胀，皆禁用。

## 锁阳

甘，温。入足少阴经血分。益精兴阳，润肠壮筋。

佐虎骨胶，治痿弱。

酥炙。

禁用与苁蓉同。

## 天麻 即赤箭，一名定风草

辛，温。入足厥阴经气分。止风虚眩晕，通血脉九窍。治痫定惊，杀鬼疏痰，有自内达外之功。

配川芎，治肝虚头痛。肝气喜畅。　配白术，去湿。

去壳，用蒺藜子同煮；去子，以湿纸包煨熟。取出切片，酒浸一宿，焙干用。

肝虚则劲，胆不滋养，则风动于中，此肝胆性气之风，非外感天气也。天麻定肝胆之内风。但血虚者，畏其助火，火炽则风益劲。宜于补血之剂，加此为使，然亦不可久用，多则三四服而止。

## 白术 一名吃力伽。膏

防风、地榆为之使。忌桃、李、雀肉、菘菜、青鱼。

甘、苦，性温。入足太阴、阳明经气分。补脾温胃，和中燥湿，益气生血。进饮食，治劳倦，化癥癖，除呕吐，消痰饮，疗黄疸，逐水肿，止泻痢，收自汗，长肌肉。理心下急满，利腰间血滞。去风寒湿痹，定痛安胎。

得当归、白芍，补血。　得半夏，止呕吐。　配姜、桂，治五饮。一留饮，水停心下。二癖饮，水在两胁。三痰饮，水在胃中。四溢饮，水在五脏。五流饮，水在肠间。配莲肉，止泻痢。　配茯苓，利水道。　君枳实，化癥瘕。佐人参、黄耆，补气止汗。佐川连，去湿火。佐黄芩，安胎清热。合车前，除肿胀。入广皮，生津液。

产於潜者，气清味甘，最佳，今甚难得。即浙江诸山野出者，呼为天生术，亦佳。

冬术甘而柔软，夏术苦而燥烈，功用大有不同，不可不辨。

入风痹药中宜生用。一云补中气生用。燥脾胃，陈壁土拌炒；和胃，米泔浸炒；补气，蜜水拌炒；理气，枳壳汁炒。恐其性燥，乳拌蒸熟。去滞，姜汁炒。除胀，麸皮拌炒。去水，苍术拌炒。治泻痢，炒黑存性。

胸腹嘈杂，恐助脾胃之火。肝肾动气，恐伤阴气。怒气伤肝，术能引肝邪以入脾。脾阴不足，术能耗液。溃疡，气闭脓生而多痛。奔豚，术能增气。哮喘，术多闭气。烦渴，术性燥。痘已成脓，术性燥。九者禁用。

脾本阴脏，固恶湿，又恶燥。太润未免泥泞，太燥反成顽土。如不审其燥湿，动以白术为补脾开胃之品而妄用之，脾阴虚乏，津液益耗。且令中气愈滞，胃口愈闭。肺金绝其元，肾水增其燥。阴受其害，不可胜数。若脾气虚乏，或因虚不能制湿者，用之乃为得当。

**白术膏**

补土不伤于水，治脾虚久痢甚效。下焦阴气不脱，而上焦阳气骤脱者，大有起死回生之功。

制膏法：用於术十斤，切片，米饮浸一昼夜，煎浓汁，去渣，再煎至滴水成珠，入白蜜四两，煎数百滚，取起，置之瓷盆，候凝裂片，焙燥听用。

## 苍术

防风、地榆为之使。忌桃、李、雀肉、菘菜、青鱼。

甘、苦、辛，温。入足太阴、阳明经。燥胃强脾，发汗除湿。治风寒湿痹，山岚瘴气，霍乱吐泻，心腹急痛，水肿胀满，筋骨痿躄。疗湿痰留饮，或挟瘀血成窠囊，及脾湿下流，肠风带浊。

得熟地、干姜，治面黄食少。得栀子，解术性之燥。得川椒醋丸，治飧泻久痢。得川柏，治痿躄。加牛膝更好。得米泔浸一宿，焙为末，蒸饼丸，治好食生米。得羊肝一具，撒术末四两，扎缚，以粟米水入砂锅煮熟食，治小儿癖疾，及青盲雀目。以热气熏目，临卧食。配香附，解六郁。痰、火、气、血、湿、热。烧烟，辟邪恶尸气。

茅山产者佳。

糯米泔浸一宿，焙干用。或以脂麻研碎，同炒用。白露后米泔水浸，置屋上晒露一月，转燥为清，能发散头风痰湿。

燥结多汗，脾虚胀闷，阴虚津枯者，禁用。

怪症：腹中如石，脐中出水，旋变作虫，行绕身匝，痒难忍，拨扫不尽，此湿气凝结也。外用苍术煎浓汤浴之，内服苍术末，入麝香少许，水调下，自愈。

## 狗脊 即金毛狗脊

萆薢为之使。恶莎草、败酱。

微苦，微温。入足少阴经气分。去风湿，疗失溺，治伤中，利关节。

配当归，治病后足肿。　佐鹿茸、艾，治寒湿带下。

火燎去毛，切碎，酒浸蒸，取出晒干用。

肾虚有火者禁用。其性温燥。

## 贯众 一名黑狗脊

雚菌、赤小豆为之使。制三黄、汞。伏石钟乳。化五金。

苦、寒、微毒。入足厥阴经。解邪热，止鼻衄，除血淋，驱诸毒，杀三虫，破癥瘕，疗金疮。病因内感而发之于外者，多效。

配苏木，治咳嗽脓血。　配升麻、甘草、赤芍，发痘。　配缩砂、甘草，为粗末，绵包少许，含咽汁，治鸡鱼骨哽。

煅炭，童便、酒下，治乳痈。

置水缸中，用水制饮食，令人疫气不染。

## 巴戟天

覆盆子为之使。恶雷丸、丹参、朝生。

辛、甘，温。入足少阴经血分。助阳起阴。治一切风湿水肿，少腹引阴冷痛，夜梦鬼交精泄。

得纯阴药，有既济之功。　君大黄，治饮酒脚气。

滚水浸去心。助阳，杞子煎汁浸蒸。去风湿，好酒拌炒。摄精，金樱子汁拌炒。理肾气，菊花同煮。

火旺泄精，阴水虚乏，小便不利，口舌干燥，四者禁用。

巴戟、锁阳，暖肾经之寒。熟地、杞子，制肾脏之热。肾脏虚多热，肾经虚多寒。经、脏不同，水、火判别，毋得误用。



## 远　志

得茯苓、龙骨、冬葵子良。畏珍珠、飞蠊、藜芦、齐蛤。杀天雄、附子、乌头毒。

辛、苦，温。入手足少阴经气分。开心气，去心邪，利九窍，散痈肿。

得甘草、陈皮，治脾经郁结。　配川贝、茯神，除痰郁，开心窍。　佐茯苓，入肾经以泄邪。　佐麦冬，散心郁以宁神。若无邪，则散心之正气。　研末搐鼻，治脑风头痛。

米泔水浸，槌碎，去心用，不去心令人闷绝，再用甘草汤泡一宿，漉出日干或焙干用。生用则戟人咽喉。

心虚不寐，用之则有怔忡之患。肾气不足，用之恐过提肾气。二者禁用。

远志一味，今皆以为补心安神之剂，其实消散心肾之气。心肾一虚，鼓动龙雷之火而莫有底止，虚怯者实所禁用。惟心气郁结，痰涎壅塞心窍，致有神呆健忘、寤寐不宁等症，用以豁痰利气则可。若谓益精强志，使心肾交密，万万不能。观仲淳《经疏》，九如化裁，自知从来之误。

## 小草 即远志苗

去血中郁热，散少阴风结。痘热不起，用以发之。

## 淫羊藿 一名仙灵脾

得酒良。薯蓣、紫芝为之使。

辛，温。入足少阴经气分，兼入手足阳明三焦命门。助相火，强精气，除风冷，解拘挛。

得覆盆、北五味，治三焦冷嗽。 配威灵仙，治痘疹入目。 君生姜、茶叶，治气胀不食。 浸无灰酒，治偏风不仁。

去花枝洗净，剉细末，每斤用羊脂四两拌炒，脂尽为度。

禁用与巴戟同。

巴戟、锁阳、仙茅、淫羊藿，均须生地汁浸透，焙干用。再重用滋阴之剂，以制其热，庶无阳旺阴亏之患。今人动以此为种子良方，服之者多致阳亢阴竭，精液干涸，反受其害，则惑之甚者也。

## 仙　茅

忌牛肉、牛乳，并忌铁器。

辛，温。有毒。入足少阴，兼足厥阴经血分。助相火，除风冷，强筋骨，益肌肤。

得杞子、茴香，治腰脚挛痹。 配焦术、甘草，治冷气不食。

清水洗净，竹刀刮去皮，以乌豆汁浸，或糯米泔浸，去赤汁出毒，酒蒸极熟用。

阴虚相火动者禁用。

中其毒，则舌胀出口，急煎大黄、芒硝饮之。复出，芒硝、大黄末敷舌即解。

## 玄参 一名黑参

恶黄耆、干姜、大枣、山茱萸。反藜芦。

微苦，微寒。入足少阴经。清上焦氤氲之热，滋下焦少阴之水。治伤寒沉昏身热，疗温疟寒热发颤。退无根浮游之火，为清肃枢机之剂。

得花粉，治痰结热痈。 配大力子，治急喉痹风。 配甘草、桔梗，治咽喉肿痛。 配升麻、甘草，治发斑咽痛。 佐二地，除阴虚火动。 煮猪肝，治赤脉贯瞳。 研末，敷年久瘰疬，塞鼻疮。

用蒲草重重相隔，蒸熟焙用。勿犯铜铁器，犯则噎喉伤目。

脾虚泄泻，肾经痘，二者禁用。

肾水本寒，虚则燥热，非凉补不能滋。水之不足，至有虚而宜温养者，亦肾经之不足也，由精水虚乏、肾气散而无附故尔。所以补水之中，宜加人参、杞子、菟丝之类，以助其阳。阳气盛，阴水自生，非滋水专恃乎凉剂也。但补水之阳，先天之不足者居多；滋水之阴，后天之失守者过半。且近今天运日薄，生水之源日浅。人之真水，禀受无多，而戕贼之者十有八九。酒色之徒，劳伤之辈，将此一勺之水，消耗殆尽，未有不损乎其脏者。所以阴虚火动者比比矣。李士材云：肾之经虚则寒，肾之脏虚则热。玄参助补阴之剂以滋水，劳瘵者所必需也。

## 地榆

得发良。恶麦冬。伏丹砂、雄黄、硫黄。

苦、微酸、涩，微寒。入手阳明、足厥阴经。专理下焦血分，除下焦湿热。治吐衄崩中，肠风血痢，脓血，诸瘘疮疡恶肉，虎犬蛇虫伤毒，及产后阴气散失。亦敛盗汗。

得犀角，治热痢。心热下血。 配黄芩，治疮痒。火盛则痛，火微则痒。 配苍术，治肠风痛痒不止。 佐砂仁、甘草，治下血腹痛。

止血，炒黑、用上截。其梢能行血。

## 丹参 一名赤参，一名奔马草

畏盐水。反藜芦。

苦，微寒。入手少阴、厥阴经血分。养血活血，生新血，去宿血。治风邪留热，除产后烦热，开心腹结气，调女人经脉，有孕能安，死胎可落，愈冷热痨，止骨节痛。

配白芷、芍药、猪脂，敷乳痈。 配查炭、益母草。

酒炒。清血瘀。

丹参、茯神、犀角、川连、辰炒、赤石脂、淡竹叶、玄明粉，俱治心经之火，而用之各有攸当。心血不足以养神，神不安而虚火动者，丹参补之。心怯弱而火气欲发者，茯神镇之。心怯甚而虚火上炎、惊悸毕见者，辰砂降之。心血亏而心火横发者，赤石脂敛之。心受暑热而脉来混浊者，淡竹叶清之。热邪炽盛而心脉劲急者，川连平之。心火郁结而心脉沉急者，犀角发之。心火燔灼而病多狂躁者，玄明粉涤之。若不分轻重以治，非但治之无效，抑且阴受其殃。

## 紫参 一名牡蒙

畏辛夷。

苦，寒。入足厥阴经血分。破结逐瘀。通九窍，利二便，退寒热，除疟、痢。疟有蓄血则狂。肠胃湿热，致血瘀而成血痢。

配阿胶、乌梅，治吐血。　配甘草、龙芽草，治血痢。

## 紫　草

苦，寒。入手足厥阴经血分。主血中郁热，去心腹邪气。利二便，解黄疸，消肿胀，托痘疹，化紫斑，利九窍，通脉络，达皮毛。

配木香，治痘毒血热。　配栝蒌仁，治痈疽便秘。配蓝叶、黄连、木香，治火黄身热。身有赤黑点者不可治。

去根髭，取嫩茸，以甘草水浸炒用。血热者生用。脾虚者酒净焙，或同糯米炒用。

脾气虚，便滑者禁用。

## 白头翁

得酒良。蠡实为之使。

苦，寒。入手足阳明经血分。治热毒血痢，疗吐血衄血，驱温疟阳狂，消瘿瘤瘰疬，涂疔疮疽痈，围毒气散漫。

配川连、木香，治下痢咽痛。　配秦皮、川连、川柏，治挟热痢。

白头翁临风偏静，又能驱风。

## 白及

紫石英为之使。畏杏仁、李核仁。恶理石。反乌头。

苦、涩、微寒。入手太阴经。治肺伤吐血，敷手足皲裂，汤火灼伤，金疮疥癣，恶疮痈毒，败疽死肌，去腐生新。

得羊肝，蘸末，治肝血吐逆。　得酒调服，治跌打骨折。　配米饮，止肺伤吐血。　配榴皮，艾、醋，治心痛。　配黄绢、丹皮，补脬破损。　和津敷山根上，止鼻衄。仍以水服一钱。

## 三七 一名山漆

甘、微苦、温。入足厥阴经血分。止血散血，定痛，治一切血病。

得生地、阿胶，治吐衄。活血之力。　得当归、川芎，治恶血。

味微甘而苦，颇似人参，以末掺猪血中，血化为水者真。

肿毒，醋磨涂；刃杖伤，嚼涂。血痢崩下，煎汁服。

血虚吐衄，血热妄行，能损新血，无瘀者禁用。

## 黄　连

黄芩、龙骨、理石为之使。畏牛膝、款冬。恶冷水、菊花、玄参、白僵蚕、白鲜皮、芫花。忌猪肉。杀乌头、巴豆、轻粉毒。

大苦，大寒。入手少阴经气分。泻心脾，凉肝胆，清三焦，解热毒，燥湿开郁。治心窍恶血，阳毒发狂，惊悸烦躁，恶心痞满，吞酸吐酸，心腹诸痛，肠澼泻痢，疳疾虫症，痈疽疮疥，暴赤目痛，牙疳口疮，孕妇腹中儿啼，胎惊子烦，阴户肿痛。

得木香，治热滞。　得枳壳，治痔疮。　得肉桂，使心肾相交。得吴茱萸，治挟热下痢。　得白芍，泻脾火。　得石膏，泻胃火。　得知母，泻肾火。　得黄芩，泻肺火。　得木通，泻小肠火。　得川柏，泻膀胱火。　得槐米，泻大肠火。　得山栀，泻三焦火。　配煨独头蒜，治脏毒下血。　配川椒，安蛔虫。　配芦荟末，蜜汤服，治小儿疳疾。　加蟾炭等分，青黛减半，麝香少许，搽走马牙疳。　配茯苓，去湿热，治白淫。佐龙胆草，泻肝胆火。　佐枳实，消痞气火胀。　佐花粉，解烦渴。　使细辛，治口疮，止下血。

各经泻火药得川连，其力愈猛。

泻心火，生用。火在上，酒炒；火在下，童便炒；火在中，姜汁炒；伏火，盐水炒；火在气分而痛，吴茱萸拌炒。食积成火，黄土炒；止泻，壁土炒；肝胆火，醋炒或胆汁炒；热结于下，朴硝拌炒。血中伏火，干漆拌炒。

虚热妄用，必致格阳。真阴益乏。久服反化为热。连性燥而不润。不可食猪肉，恐令人作泻。

邪火横逆，非至苦至寒之品不能退其热势。然发热初起，邪火正欲攻击而出，投川连遏抑其火，则邪将盘结而不散，致内伤气血，热邪愈炎，所谓寒之益热也。又热久阴气大伤，胃液干枯，宜急救胃阴，以制阳火，凉润之剂在所必需。若用苦燥者治其热，则愈燥而愈热。盖苦以降气，气降则阴不生；燥以耗血，血亡则津益竭。由是畏火起，与邪火交相攻击，其毙也可立而待。

## 胡黄连

恶菊花、玄参、白鲜皮。忌猪肉，恐漏精。解巴豆毒。

大苦，大寒。入足厥阴、少阴经血分。大伐脏腑邪热，善搜滛虫窠毒。消果积，疗泻痢，退胎蒸，除温疟，小儿盗汗惊疳，大人伤寒咳嗽。

得川连、朱砂，治疳热霍乱。　得鹅胆、鸡子清，调涂痔疮肿痛不可忍。　配栀子、猪胆，治伤寒劳复。配乌梅、灶下土，治血痢。　配黄连为末，用黄瓜一个，去瓤留盖，入药合定，面裹煨熟，去面，捣丸绿豆大，量儿大小温水下，治小儿黄疸。　同猪胰、当归、甘草，治霉疮。

米泔浸，柳木火焙干用。

怪症：十指断坏，惟有筋连，无节肉，虫出如灯心状，长尺余，遍身有绿毛卷，此名血余。用胡连同赤茯苓煎服。

## 黄芩 又名子芩，又名条芩[①]

旧根中空而枯者名片芩，又名枯芩。新根内实者名子芩，又名条芩。

龙骨、山茱萸为之使。畏丹砂、牡丹、藜芦。恶葱。

苦，寒。入手太阴、少阳、阳明经气分。泻三焦实火，袪肌表邪热，利气郁，消膈痰，解喉腥，化斑疹，治疮疡，通肠闭，止热痛，凉血安胎。

得黄耆、白敛、赤小豆，治鼠瘘。　得厚朴、川连，止腹痛。　得白芍，治下痢。　得桑白皮，泻肺火。得白术，安胎。　得米醋浸，炙七次为末，水服，治吐衄、崩中下血。　得酒炒为末服，治灸疮出血。一人灸至五壮，血出不止如尿，手冷欲绝，服此即止。　配人参为末，治小儿惊啼。　配白芷、细茶，治眉眶痛。

酒炒，上行。生用，下行。猪胆汁炒，泻肝胆火。片芩泻肺胃上焦之火，子芩泻大肠下焦之火。

痘疹灌浆时，大肠无火，肺气虚弱，血虚胎动，皆

---

① 又名……条芩：此 8 字原见目录。正文药名下小字释名，今移入下文，另补入目录药名下异名。

禁用。

黄芩、山栀、甘菊、知母、麦冬、沙参、桑皮、地骨皮、花粉、紫菀，皆制肺金之火。盖肺本清肃之府，最畏者惟火。故气热而欲泄之，桑皮、地骨皮之类。邪火而欲泄之，山栀、黄芩之类。金枯于火而欲泄之，沙参、麦冬之类。痰火而欲泄之，紫菀、花粉之类。木火侮金而欲泄之，甘菊、黄芩之类。肾火烁金而欲泄之，知母、地骨皮之类。其余各经之火，皆能侵犯肺金，务在各祛其火，不治肺而肺无不治，勿得专用黄芩以治肺火。

## 秦　艽

菖蒲为之使。畏牛乳。

辛、苦、温。入手足阳明经气分，去风湿寒痹，疗黄疸酒毒，舒筋养血。皆祛湿之功。

得肉桂，治产后中风。　得牛乳，治伤寒烦渴，及发背初起，并治五种黄疸。一种误食鼠粪作黄，多痰涕，目有赤脉，憔悴面赤、恶心者是也。　配阿胶、艾，治胎动不安。　佐柴胡，治风湿骨蒸。风入骨，故热。

左纹者良，右纹者发脚气。以布刷去黄白毛，童便浸一宿，炒干用。

肾虚便多，血虚筋痛，二者禁用。

## 柴　胡

半夏为之使。畏女菀、藜芦。恶皂荚。

苦、微辛，微寒。入足少阳、厥阴经。在经主气，在脏主血。宣畅气血，散郁调经，升阳气，平相火。治伤寒疟疾，寒热往来，头角疼痛，心下烦热，呕吐胁疼，口苦耳聋，妇人热入血室，小儿痘症疳热，散十二经疮疽热痛。

得益气药，升阳气。得清气药，散邪热。得甘草，治余热伏暑。得朱砂、獖猪胆汁，治小儿遍身如火。配人参，治虚劳邪热。配决明子，治眼目昏暗。佐地骨皮，治邪热骨蒸。和白虎汤，疗邪热烦渴。行厥阴，川连为佐。行少阳，黄芩为佐。

产银州银县者良。

外感，生用，多用。升气，酒炒，少用。下降用梢，上升用根。有汗咳者，蜜炒。痨疳，用银柴胡。犯火便无效。

太阳病，用此引盗入门。病入阴经，用此重伤其表。病在肝肾，用此经络不合。阴虚火动痰喘，宜清不宜升。虚寒呕吐，愈升则愈吐。五者皆禁用。

怪症：肠胃极痒难忍，扒搔不得，或伸噫，小便之余，略觉可忍，此火气郁结也。用柴胡为君，合芍药、山栀、花粉，重剂投之自愈。

《本经》柴胡并未言及治劳，而劳热症误用之，害人不浅。然有一种虚劳，复受邪热，因邪热而愈成劳损者，柴胡在所必需。今人知劳热禁用之论，概不敢使，此又不知权变者也。

## 前胡

半夏为之使。畏藜芦。恶皂荚。

辛、苦、微寒。入手足太阴、阳明、足厥阴经气分。功专下气降火，清肺热，散风邪。化痰热，定喘嗽，止呕逆，除烦闷，治小儿疳热。

得桔梗，治热痰咳逆。

去皮髭切碎，甜竹沥浸润，日干用。

气虚逆满，病非外邪实热者，禁用。

## 防风子

畏萆薢。恶干姜、藜芦、白敛、芫花。制黄耆。杀附子毒。

辛、甘，性温。太阳经本药，又入手足太阴、阳明经。又随诸经之药所引而入。治风去湿之要药，此为润剂。散风，治一身尽痛，目赤冷泪，肠风下血。去湿，除四肢瘫痪，遍体湿疮。能解诸药毒。

得白术、牡蛎，治虚风自汗。 得黄耆、白芍，止自汗。 配白芷、细茶，治偏正头风。 配浮小麦，止自汗。 配炒黑蒲黄，治崩中下血。 配南星末、童便，治破伤风。 配白及、柏子仁，等分为末，人乳调，涂小儿解颅。一日一换。 佐阳起石、禹余粮，治妇人胞冷。

产青州者良。上部病用身。下部病用梢。止汗，麸炒。叉头者，令人发狂。叉尾者，发人痼疾。

元气虚，病不因风湿者，禁用。

子

疗风更优。

## 独　活

蠡实为之使。

辛、苦、微温。入足少阴经气分。治本经伏风，头痛喘逆，目眩齿痛，下焦寒湿，两足痛痹，腰腹疼痛，奔豚疝瘕。

君地黄，治风热齿痛。　使细辛，疗少阴头疼。

切片，拌淫羊藿蒸，日干用，或去皮焙用。

阴虚者禁用。为补血之使，亦能舒筋活络，但不宜久用。盛夏不宜轻用。

羌活治游风，独活理伏风。羌活散营卫之邪，独活温营卫之气。羌活有发表之功，独活有助表之力。

## 羌　活

蠡实为之使。

辛、苦、性温，气雄而散。入足太阳经气分，以理游风。治风湿相搏，本经头痛，骨节酸疼，一身尽痛，失音不语，口眼歪斜，目赤肤痒，疽痈血癞。

配独活、松节，酒煎，治历节风痛。　君川芎、当归，治头痛脊强而厥。太阳、少阴、督脉为病。　使细辛，治少阴头痛。少阴入顶。　和莱菔子同炒香，只取羌活为末，每服二钱，温酒下，治风水浮肿。

制法与独活同。除风湿，宜重用。表风寒，须轻用。

气血虚而遍身痛者禁用。

怪症：眼睛忽垂至鼻，如黑角色，痛不可忍，或时时大便血出，甚痛，此名肝胀。用羌活一两煎服。

今之发热头痛者，动用羌活汤。不知辛散药治风寒则效，若以治时疫毒火炽盛，益增燥烈，旋即胃阴干枯而毙。或者疫气舍于膜原，溢于太阳，则达原饮内略加数分亦可。



## 升　麻

辛、微苦，微温。入手阳明、足太阴经气分。风邪客于阳明，非升不散。阳气陷于至阴，非升不举。消疮痈，解百毒。

得葱白、白芷，缓带脉之急。　佐干葛、石膏，治胃火齿痛。　同葛根，治脾土火郁。胃伤寒冷，阳气郁而成火。　同当归、肉苁蓉、怀牛膝，通大便虚燥。

里白外黑，紧实者良，名鬼脸升麻。

多用则散，少用则升，蜜炙使不骤升。柴胡引少阳清气上行，升麻引阳明清气上行。

伤寒初病太阳，痘疹见标，下元不足，升散元气益亏。阴虚火炎，四者禁用。

## 苦　参

玄参为之使。恶贝母、漏芦、菟丝子。反藜芦。伏汞。制雌黄、焰硝。

苦、寒。入足少阴经。治湿郁伏热，烦躁口渴，大风癞疾，目痛流泪，痈肿斑疹，肠风泻血，热痢腹痛，黄疸遗浊，赤白带下，小便赤涩，杀疳虫，解酒毒。

得枯矾，治齿缝出血、鼻疮脓臭。　得枳壳，治风癞热毒。配牡蛎，治赤白带下。配白术、牡蛎、雄猪肚，治梦遗。配生地、黄芩，治妊娠尿难。佐荆芥，治肾脏风毒。

糯米泔浸一宿去腥气，蒸用。醋炒，治少腹热痛。酒炒，治时症热结。

肝肾虚而无热者禁用。苦伤阴水。久服病腰。

## 白鲜皮 一名白羶

恶桔梗、茯苓、萆薢、螵蛸。

苦、寒、性燥。入足太阴、阳明经。除湿热，治诸黄，利九窍，通关节，祛风痹，行水道，疗疥癣鼠瘘，退女人阴肿。

酒拌炒。

下部虚寒者禁用。

## 延胡索 一名玄胡索

苦、辛、温。入手足太阴、厥阴经血分。能行血中气滞、气中血滞。理一身内外上下诸痛，调月经，止痢疾，利小便，破癥癖跌扑凝瘀，善落胎，治产后诸血病。

得乳香、钩藤，治盘肠气痛。配全蝎，治疝气危急。配川楝子，治热厥心痛。并治小便不通。配益母草，行产妇恶血。

破血生用，调血炒用，行血酒炒，止血醋炒。上部，酒炒。中部，醋炒。下部，盐水炒。

虚人血逆，当兼补药用。经事先期，虚而崩漏，或经血枯少不利，产后虚运，或气虚作痛者，皆禁用。

## 川贝母

厚朴、白薇为之使。畏秦艽、莽草、矾石。恶桃花。反乌头。

辛、苦、微寒。入手太阴经气分。开心胸郁结之气，降肺火咳逆之痰。治淋疝乳难，消喉痹瘰疬，解小肠邪热，疗肺痿咯血。

得厚朴，化痰降气。　配白芷，消便痈肿痛。　配苦参、当归，治妊娠尿难。　配连翘，治瘿瘤。　配瓜蒌，开结痰。导热下行，痰气自利。　配桔梗，下气止嗽。

川中平藩者，味甘，最佳；象山者味苦。

去时感火痰，去心，糯米拌炒，米熟为度，去米用。胃寒者姜汁炒。

贝母中有独颗，不作两片无皱者，号曰丹龙精，不入药，误服令人筋脉永不收。惟以黄精、小蓝汁，服之立解。

寒痰停饮，恶心冷泻，二者禁用。

怪症：江左有商人，左膊生疮如人面，亦无他苦，戏以酒滴口中，其面赤色，以物食之，亦能食，多则膊肉胀起，或不食，则一臂痹焉。有名医教其历试金石草木之药，悉无所苦。至贝母，其疮乃聚眉闭目，商人喜，以小苇筒毁其口灌之，数日成痂遂愈。

川贝降肺经之火痰，杏仁行肺经之寒痰，白附去肺经之风痰，蒌仁涤肺经之结痰。肺经之虚痰，非阿胶不下；肺经之毒痰，非硝石不除。若湿痰发于脾经，半夏驱之使不滞。痰气伏于脾经，旋覆推之使不停。血痰结于脾经，冬花开之使不积。又有湿热在脾胃而成痰者，槐角理之，痰自清豁而弗生。实痰留于胃腑而致胀者，玄明荡之，痰自消归于乌有。如因痰而胃痛，蠃壳止之。宿痰而成囊，苍术除之。豁痰迷于心窍，远志为功。破心经之痰郁，赖有蕤仁。礞石滚痰之滞，肝经独爽。铁花开痰之结，肝脏自泰。肾经得青盐，痰火顿息。肾中入蛤粉，痰热皆除。至于肾经之虚痰，牡蛎逆之而见功。肾水泛为痰，熟地补之而奏绩。膈上之痰兼火者，青黛疗之，兼燥者花粉降之。惟大黄能下顽痰于肠胃，枳实能散积痰之稠粘。更有相火逆结之痰，解之者在僵蚕。胁下寒结之痰，豁之者需白芥。经络中之风痰，南星可袪。郁则荆沥导之，结则牵牛散之，热则竹沥行之。惊风而生痰饮，非攻之不退，全竭之力也。风热多致痰壅，非吐之不平，白矾之力也。常山逐痰积，狼毒开恶痰，槟榔坠痰癖，慈菇吐痰痫，川蓼子决风痰之上壅，马兜铃下梅核之痰丸。诸药各有专治，诸痰别有分消。不知痰所从来，不审药所职司，动以川、半为治痰之品，一概混施，未有能济者也。

## 土 贝 母

味大苦，性寒。解毒化痰，散郁除热。疗乳痈，祛痘毒。

## 山慈菇 一名金灯

甘、微辛、寒。有小毒。入足阳明经。清热散结。治疔肿、恶疮、瘰疬，解诸毒。

配茶清，吐风痰痫病。 配苍耳草，治痈疽疔肿。

去毛壳用。敷肿毒，醋磨。

## 白茅根 根名茹根

甘，寒。入手少阴、太阴，兼入足太阴、阳明经。善理血病。治吐衄诸血，瘀血血闭，经水不调，淋沥崩中。除伏热烦渴，胃热哕逆，肺热喘急。消水肿黄疸，通五淋，解酒毒。

配葛根，治温病热哕。 汁煮猪肉，治五种黄疸。根配枇杷叶，治冷啘。因热盛饮水，暴作冷啘。 止血、治产淋用花，亦良。 痈疖未溃者，用针，酒煎服，一针溃一孔，二针二孔。 消瘀血，童便浸，捣汁用。

## 龙胆草

贯众、赤小豆为之使。恶地黄、防葵。

大苦，大寒。入足少阳、厥阴经气分。泻二经之邪热，治下焦之湿肿。杀蛔虫，疗黄疸，通淋闭，愈惊疳，止泻痢，消疮痈，去喉痛，除目赤。

得苍耳子，治耳病。湿热除也。 得柴胡，治目疾。配防风，治小儿盗汗。 佐大麦芽，治谷疸。 和鸡子清，治伤寒发狂。 拌猪胆汁，治病后盗汗。

甘草水浸一宿，曝干用。生用下行，酒炒上行，蜜炒中行。猪胆汁拌炒，降火愈速。

空心禁服。令人溺不禁，太苦则下泄也。大损胃气，无实火者禁用。

## 细　辛

曾青、枣根为之使。畏滑石、硝石。恶黄耆、狼毒、山茱萸。反藜芦。忌生菜、狸肉。

辛、苦、温。入足少阴、厥阴经血分。温经发散。治风寒风湿，头痛脊强，咳逆上气，水停心下，痰结惊痫，喉痹咽闭，口疮齿𧏾，目泪倒睫，耳聋鼻齆，腰足痹痛，拘挛湿痒，奔豚瘕疝，乳结便涩。

得黄蜡为丸，绵裹塞耳聋。　使川连，掺口疮齿𧏾。　使桂心，治客忤。　研末吹鼻中，治暗风卒倒，不省人事。并治鼻中息肉。

产华阴者良。北产者细茎色紫，味辛香。拣去双叶者，田瓜水浸一宿，曝干用。

风热、阴虚、血虚头痛者，禁用。

其性极辛烈。气血两虚者，但用一二分，亦能见效，多则三四分而止。如用至七八分以及一钱，真气散，虚气上壅，一时闷绝。

## 白　薇

畏黄耆、干姜、大枣、山茱萸、大黄、大戟、干漆。

苦、咸、寒。阳明冲任之药。利阴气，下水气。治风温灼热，自汗身重，多眠鼻鼾，语言难出，及温疟血厥，热淋遗尿。

得白芍，治血淋、热淋，及妇人遗尿。不拘胎前产后。　配贝母、冬花、百部，治肺实鼻塞。　配石膏、竹茹、甘草、桂枝，治胎前虚烦呕逆。　佐人参、当归、甘草，治血厥。出汗过多，血少阳气独上，气塞不行，故身如死。气过血还，阴阳复通，故移时方寤。妇人尤多此症。

去须酒洗，或糯米泔浸一宿，蒸用。

血虚气弱者禁用，血虚头痛者禁用。

### 白前 一名嗽药

忌猪羊肉、菘菜、饴糖。

辛、甘、微寒。入手太阴经气分。下胸胁逆气，咳嗽上气，呼吸喉中作水鸡声。痰气壅盛也。

配紫菀、半夏、大戟，治久咳上气。体肿、短气、胀满，昼夜不得卧，喉中常作水鸡声。　配桔梗、桑皮，治久嗽吐血。　佐苍术，治湿肿。

焙研为末，温酒服二钱，治久嗽喉呷不得眠。去头须，以生甘草水浸一宿，焙用。味苦者非真也。似牛膝粗长坚直易断者，白前也。短小柔软能弯不断者，白薇也。

气虚，虚痰，二者禁用。

## 草部 芳草类三十四种

### 当　归

畏菖蒲、生姜、海藻、牡蒙。恶蔄茹、湿面。制雄黄。

性温，味甘，辛。入手少阴、足厥阴、太阴经血分，血中气药。行血和血，养营调气，去风散寒。疗疟痢痘疮，痈疽疮疡，止头痛、心腹、腰脊、肢节，筋骨诸痛。皆活血之功。

得茯苓，降气。　配白芍，养营。　配人参、黄耆，补阴中之阳。　配红花，治月经逆行。从口鼻出，先以好京墨磨汁服，止之。　君黄耆，治血虚发热。症似白虎，但脉不长实，误服白虎汤即死。　佐荆芥、生附，治产后中风。　佐柴、葛，散表。　入泻白散，活痰。入失笑散，破血。　合桂、附、吴茱萸，逐沉寒。　同大黄、芒硝破热结。

头止血，上行。尾破血，下行。身和血，酒洗。吐血，醋炒。脾虚，粳米或土炒。治痰，姜汁炒。止血、活血，童便炒。恐散气，芍药汁炒。

大便滑泄，自汗，辛散气。肺虚，辛归肺，肺气散也。肝火盛，归性温。吐血初止，归动血。脾虚不食，恐其散气润肠。六者禁用。

当归，言血之当归经络也。正使血之有余者，不至泛滥于外。如血虚而用之，则虚虚矣。惟得生地、白芍以为之佐，亦有活血之功。

## 芎䓖 一名川芎

白芷为之使。畏黄连。伏雌黄。

辛，温。入手足厥阴经气分，血中气药。上行头目，下行血海。散风寒，疗头痛，破瘀蓄，调经脉。治寒痹筋挛，目泪多涕，痘疮不发，血痢滞痛，心胁诸痛。

得细辛，治金疮。 得麦曲，治湿泻。 得牡蛎，治头风吐逆。 得腊茶，疗产风头痛。 配地黄，止崩漏。血不滞。 配参、耆，补元阳。理气之功。 配薄荷、朴硝，为末，少许吹鼻中，治小儿脑热，目闭赤肿。 佐槐子，治风热上冲。 佐犀角、牛黄、细茶，去痰火、清目疾。

川产，里白不油、辛甘者良。上行，少用。下行，多用。或湿用白芷同蒸，焙干去芷用。单服久服，肝木反受金气之贼。辛归肺，肺气偏胜，肝反受刑，久则偏绝而猝死。

气升痰喘，火剧中满，脾虚食少，辛散气。火郁头痛，皆禁用。

怪症：产后两乳忽长，细小如肠，垂过小腹，痛不可忍，危亡须臾，名曰乳悬。川芎、当归各一斤，以半斤剉散，于瓦器内用水浓煎频服，以一斤半切片烧烟，令将口鼻吸烟。用尽未愈，再作一料，仍以蓖麻子一粒，贴其顶心。

## 抚芎䓖

郁在中焦，用此以开提其气，气升则郁自降，为通阴阳血气之使。与川芎不同。出江南者为抚芎。

当归为行气动血之药，多服久服，则血气消耗，筋力渐驰，犹渐成虚弱者。况芎䓖走散真气，与细辛、辛夷不远，岂得为常服之剂？

## 蛇床子

恶牡丹、贝母、巴豆。伏硫黄。

辛、苦、温。入右肾命门、手少阳经气分。开郁滞，祛风湿。疗疮癣诸痹。煎汤洗浴，立除皮疮及大风瘙痒。

得乌梅，洗阴脱阴痛。寒气散也。　得川连、轻粉，吹耳内湿疮。　配白矾，煎汤，洗妇人阴痒。能杀虫。佐菟丝子，疗阳痿。寒湿去也。

去壳取仁，微炒杀其毒则不辣，酒浸日干，以地黄汁拌蒸，焙干用。或用浓蓝汁、百部汁同浸，漉出晒干，再以生地汁拌蒸，晒干用。若作汤洗疮，生用。

## 藁　本

畏青葙子。恶蔄茹。

辛、苦、温。入足太阳经气分。主寒气客于巨阳，止颠顶痛连齿颊。治腹中急痛，疗妇人肿疝。皆太阳风湿所致。

配木香，治雾露之清邪中于上焦。　配苍术，治大实心痛。寒湿故也。　配白芷末，夜擦旦梳，去头垢白屑。

头痛挟虚内热，春夏阳证头痛者，禁用。

头痛不有使药以为之引，则无效。然引经各有专司，勿得混用。阳明当用白芷，少阳应用柴胡，太阴苍术为宜，厥阴川芎有效，少阴细辛略用，太阳藁本奏功。

## 白芷

当归为之使。恶旋覆花。制雄黄、硫黄。

辛，温。入手足阳明经气分。其气芳香，通窍发汗，除湿散风。退热止痛，排脓生肌。凡鼻渊目泪，头疼颊热，眉棱骨痛，牙痛疮瘘，项生块磊，崩带肠风，败脓腥秽，因风湿致疾者，皆可施治。解砒石、蛇虫毒。

得辰砂，治盗汗不止，湿热去也。并擦风热牙痛。得荆芥、腊茶，治风寒流涕。得椿根皮，治湿热带下。配黄芩，治眉棱骨痛。湿热致痛。配白芥子、生姜汁，调涂脚气肿痛。配红葵根、白芍、枯矾，以蜡化丸，治带下败脓。如脓尽，以他药补之。佐蒌仁，治乳痈。和猪血，治血风。

色白气香者佳。削去皮，切碎。用黄精等分拌蒸两次，晒干去黄精用。提女人崩带，炒炭用。去面上皯斑，生用。

其性燥烈而发散，血虚、气虚者，禁用。痈疽已溃者勿用。

怪症：饥饱失时，不能消化，腹中生鳖，行止无常，人形削瘦者，用白芷为君，合雄黄、白马尿和丸，童便下三钱，每日不断，至愈而止。

## 白芍药

须丸一作雷丸、乌药、没药为之使。畏硝石、鳖甲、小蓟。恶石斛、芒硝。反藜芦。

酸、苦、微甘，微寒。入手足太阴、足厥阴经血分。泻木中之火，土中之木，固腠理，和血脉，收阴气，退虚热，缓中止痛，除烦止渴。治脾热易饥，泻痢后重，血虚腹痛，胎热不安。

得干姜，治年久赤白带下。 得犀角，治衄血咯血。 配香附、熟艾，治经水不止。 配川芎，泻肝。配姜、枣，温经。 配川连、黄芩，治泻痢。 配甘草，止腹痛并治消渴引饮。肝火泻，胃热解也。 君炒柏叶，治崩中下血。 佐人参，补气。 佐白术，补脾。用桂枝煎酒浸炒，治四肢痘疮痒塌。脾虚也。 研末酒服半钱，治痘胀痛，或地红血散。

伐肝，生用。补肝，炒用。后重，生用。血溢，醋炒。补脾，酒炒。滋血，蜜炒。除寒，姜炒。多用，伐肝。少用，敛阴。收少阴之精气。

脾气虚寒，下痢纯血，产后，恐伐生生之气。若少用，亦可敛阴。三者禁用。

## 赤芍药

畏恶反使，与白芍药同。

酸、苦，微寒。入足厥阴经血分。行血中之滞。通经闭，治血痹，利小肠，除疝瘕，泻血热，退目赤，消痈肿，疗痘毒。

得槟榔，治五淋。 配香附，治血崩带下。

血虚，疮溃，无实热者，禁用。

## 牡丹皮

畏菟丝子、贝母、大黄。忌葱、蒜、胡荽。伏砒。以乌贼骨针其树，必枯。

辛、苦，微寒。入手足少阴、厥阴经血分。泻心胞伏火，清膻中正气，除血中内热，退无汗骨蒸。以其善行血滞，滞去而郁热自解。下胞胎，治惊痫，除癥瘕，疗痈肿，行瘀血。

配防风，治癞疝偏坠。　入辛凉药，领清气以达外窍。　入滋肾药，使精神互藏其宅。

川生者，内外俱紫，治肝之有余。亳州生者，外紫内白，治肝之不足。胃虚者，酒拌蒸。实热者，生用。胃气虚寒，相火衰者，勿用。以其凉少阴之火。

牡丹皮清神中之火以凉心，地骨皮清志中之火以安肾。丹皮治无汗之骨蒸，地骨皮治有汗之骨蒸。丹皮、川柏，皆除水中之火，然一清燥火，一降邪火，判不相合。盖肾恶燥，燥则水不归元，宜用辛以润之、凉以清之，丹皮为力。肾欲坚，以火伤之则不坚，宜从其性以补之，川柏为使。故川柏退邪火之胜剂，勿得以丹皮为稳于川柏，而置川柏于无用也。

## 木　香

辛、苦、温。入三焦气分，通上下诸气。止九种心痛，逐冷气，消食积，除霍乱吐泻，破痃癖癥块，止下痢后重，能健脾安胎。君散药则泄，佐补药则补。痘出不快者，用之更宜。

得木瓜，治霍乱转筋腹痛。得黄芩、川连，治暴痢。得川柏、防己，治脚气肿痛。配煨姜，治冷滞。配枳壳、甘草，治小儿阴茎肿或痛缩。配没药，疗便浊。如因热邪而浊者，不宜用。配冬瓜子，治闭目不语。中气不省也。佐姜、桂，和脾胃。使皂角，治心痛。合槟榔，疗中下气结。

理气，生用不见火。实肠，面裹煨用。痰气，磨汁。治痢，川连制。温补调气，入药煎服。

脏腑燥热，胃气虚弱，阴虚及气脱者，禁用。

气滞于上，火郁于中，则脾气不醒。木香破滞而醒脾，使脾得淫气于心，散精于肝，气血调和，而肝脾之病自除。然今人气多虚弱，血常不足，投香散之味，恐耗气而燥血，气血反滞而不畅，宜益气滋阴为主，佐以木香，内调气血，乃为尽善。

## 甘松香

甘，温。芳香能开脾郁，少加入脾胃药中，甚醒脾气。煎汤淋洗脚气膝浮。

君玄参为末，焚熏劳瘵。

产于川西松州。其味甘者佳。

## 山柰 一名山辣，一名三柰

辛，温。入足太阴经。暖中辟恶，治心腹冷气痛，寒湿霍乱，风虫牙痛。

配丁香、当归、甘草，治心腹冷痛。

## 高良姜

辛，热。入足太阴、阳明经，暖胃散寒。治胃脘冷痛，霍乱泻痢，冷痹瘴疟。

得香附，治胃口滞痛。　得茯苓，治胃寒噫逆。配干姜、猪胆，治脾虚寒疟。　配粳米，治霍乱腹疼。

微炒，或东壁土拌炒，或吴茱萸煎汤浸炒。

泻因伤暑，痛由内虚，或兼内热者，禁用。

## 红豆蔻 即良姜子

辛，热。入手足太阴经。温肺醒脾，散寒燥湿，解酒毒，消食积。治霍乱吐泻，心腹绞痛。

东壁土拌炒，或吴茱萸泡汤浸炒。

动火致衄，伤目，不可常用。脾肺素有伏火者禁用。

## 草豆蔻 一名草果

味辛、微香，性温。阳也、浮也。入足太阴、阳明经。达膜原，破郁结，除寒燥湿，消积化痰。治瘴疠寒疟，杀诸鱼肉毒。

同知母，治寒热瘴疟。草果治太阴独胜之寒，知母治太阴独胜之热。　同熟附子、姜、枣，治脾寒疟疾。寒多热少，或单寒不热，或大便泄，小便多，不能食。

滇广所产，形如诃子，皮黑、厚而棱密，子粗而辛臭。

面裹，煻火煨熟，去皮研用。

疟不由于瘴疠，气不实，邪不盛者，禁用。

## **白豆蔻** 俗呼豆仁

辛，大温。味薄气厚，轻清而升，阳也、浮也。入手太阴经。散胸中滞气，去感寒腹痛，温脾暖胃。治赤眼暴发，去太阳经目内大眦红筋。

杨士瀛云：白豆蔻治脾虚疟疾，呕吐寒热，能消能磨，流行三焦，营卫一转，诸证自平。

番舶来者佳。去壳微焙，研细用。

火升作呕，因热腹痛，气虚，诸症皆禁用。

## **缩砂蔤** 俗呼砂仁

得诃子、鳖甲、白芜荑良。吴茱萸、青皮为使，入肝。白豆蔻、檀香为使，入肺。人参、益智仁为使，入脾。黄柏、茯苓为使，入肾。赤白石脂为使，入大小肠。

辛，温。入手足太阴、阳明、足少阴经气分。醒脾胃通行结滞，引诸药归宿丹田。消食安胎，除腥秽，祛寒痰。治呕吐泻痢，胀痞腹痛，霍乱转筋，奔豚骨哽。

配土狗一个等分，研和酒服，治遍身肿满，阴器亦肿。　配熟附子、干姜、厚朴、陈皮，治冷滑下痢不禁。　配豆蔻、黄耆入肺。

安胎，带壳炒熟研用。阴虚者，宜盐水浸透炒黑用。理肾气，熟地汁拌蒸用。痰膈胀满，萝卜汁浸透焙燥用。

孕妇气虚，血热胎动，肺热咳嗽，气虚肿满，四者禁用。

## 益 智 仁

辛，温。入足太阴经气分。能于土中益火，兼治下焦虚寒。开郁散结，温中进食，摄唾涎，缩小便。治冷气腹痛，呕吐泄泻，及心气不足，泄精崩带。

得茯神、远志、甘草，治赤浊。　配乌药、山药，治溲数。　配厚朴、姜、枣，治白浊腹满。　同山药，补脾胃。

盐拌炒，去盐研用，或盐水炒亦可。

怪症：腹胀多时，忽泻不止，诸药不效，此气脱也。用益智仁二两，煎浓汁服之，立愈。

## 荜茇 一名荜拨

辛，热。入手足阳明经气分，温中下气。散风寒，疗头痛。治水泻肠鸣呕逆，醋心牙痛，鼻渊、痃癖、阴疝。

得诃子、人参、肉桂、干姜，治虚冷肠鸣神效。配胡椒，化蜡丸麻子大，治风虫牙痛。每以一丸塞孔中。配肉桂、良姜，治暴泄身冷。　配大黄、麝香，治瘴气成块。　研末嗃鼻，随左右，治偏头风痛，及鼻流清涕，并擦牙疼。

去挺用头，以醋浸一宿，焙干，刮去皮粟子令净，乃用。如不制，令人伤肺。

多用损耳目，泄真气，动脾火。

## 肉豆蔻 一名肉果

辛，温。入手足阳明经。理脾暖胃，温中下气。化痰饮，消宿食，解酒毒，辟恶气。治积冷，除心腹胀痛；涩大肠，止泻痢滑泄，及小儿胃寒，伤乳吐泻。

配木香，下气消胀。脾健运，气自下。　配补骨脂，使戊癸化火，以运谷气。

勿犯铜、铁器，糯米粉裹煨熟，或面裹煨熟，去油净用。滞下初起，及暴注火泻者，禁用。

肉果补土中之火，制土之湿也，亦所以润土之燥。盖脾本湿，虚则燥，然其燥有二：如夏火灼干之燥，如秋凉清肃之燥。火盛以致燥者，当用水润之，生熟地、麦冬之类是也；寒肃以致燥者，宜假火蒸之，肉果、附子之类是也。用寒用热，治毋混施。

## 补骨脂 一名破故纸

得胡桃、胡麻良。恶甘草。忌诸血、芸薹。

辛、苦，大温。入命门、手厥阴经。暖肾脏以壮元阳，补相火以通君火。治肾冷精滑，带浊遗尿，腹冷溏泄，腰膝酸疼，阴冷囊湿。

得肉果、大枣为丸，治脾肾虚泄。或加木香。　得山栀、茯神，治上热下寒。　配茴香、肉桂，治血瘀腰疼。　配胡桃、杜仲，治风寒腰痛。

暖上焦，酒炒蒸。暖肾，盐水炒。恐其性燥，乳拌蒸，胡麻、胡桃拌蒸亦可。恐其热入心脏，童便浸蒸。

阴虚下陷，内热烦渴，眩运气虚，怀妊温燥气降。

心胞热、二便结者，禁用。

怪症：玉茎不痿，精滑不止，时时如针刺，捏之则胞，名肾漏。配韭子各一两，每三钱，水煎，日服三次，至愈而止。

气不归肾，动用破故纸纳之。岂知气之上泛，由精水之不足，水虚则生火，破故纸补命门之火，以火济火，真水益涸，虚火益炽。火有余、便是气，其气更浮于上而不下。且此动胞络之火，君相火炽，烦而且躁，其病未有不危者矣。莫若重投熟地，佐以茯苓、磁石，加砂仁为使，则气自归元，乃至稳至当之剂也。

## 姜黄 片子姜黄

苦、辛、温。入足太阴兼足厥阴经血分。破血下气。除风热，消痈肿，功力烈于郁金。

配肉桂，治心痛难忍，及产后血块痛。

**片子姜黄**

善理血中之气。治手臂风痹疼痛。以扁如干姜形者，为片子姜黄。

血虚者禁用。

## 郁　　金

辛、苦，寒。入手少阴、厥阴经。凉心散郁，破血下气。治血气心腹诸痛，妇人经脉逆行，吐血衄血，产后败血冲心，失心颠狂，痰迷心窍，痘毒入心，挑生蛊毒。

得甘草、猪心血、冰片，治痘毒入心。 得明矾，治痰痫。 配葱白，治尿血。 配升麻，治挑生蛊毒。岭南有挑生之害于饮食中者，鱼肉能反生于人腹中，须此解之。 佐藜芦，决风痰壅滞。 佐槐花，解热毒。 调韭汁、姜汁、童便，治逆经。 冲淡竹沥，降痰火。气降火亦降。

捣末用，或磨汁用。

阴虚火炎，气虚胀滞，吐血不关气郁者，禁用。

## **蓬莪茂** 音述，一名蒁药

得醋、酒良。

辛、苦、温。入足厥阴经气分。破气中之血。凡气血凝结作痛者俱效。

配木香，疗冷气攻心。 使阿魏，治小儿盘肠。积邪破也。

此物极坚硬难捣，须面裹煨透，乘热捣之。以醋炒，或以酒炒，能引入血分。或磨用，宜合参、术，不损元气。

病患积块，攻之始破其结，补之益助其邪。然攻之不得其方，致令元气日亏，积聚愈逞，医者每致束手。当此惟有外用散气消积膏药，内用补气滋阴等剂，庶几攻补并得其效，莪茂非可轻进也。

## 荆三棱

苦，平。入足厥阴经血分。破血中之气。散一切血积气结，癥癖坚硬作痛，消肿，通乳，堕胎。

得丁香，治反胃恶心。血膈。 配大黄，治痃癖。

赤眼、毒眼，磨汁搽。蛇虎伤，为末掺。欲其入气，火炮。欲其入血，醋炒。

真气虚、素有血症者，禁用。

怪症：浑身燎泡如棠梨状，每个出水，有一石如指甲大，其泡复生，抽尽肌肉即死。急用三棱、莪茂各五两，为末，分三服，酒调连进，治之愈。

破积非猛烈之药不奏功，然必身体壮健，饮食如常，用此攻之，积自消散。若元气不足，中气不运，以成积块者，攻之无不速毙。东垣五积方，皆用人参助其元气、健其脾胃，但使癥瘕渐次消磨，不专用克削之药，意深慎也。同道君子，务宜斟酌用之。

### 莎草·香附子 俗呼香附

得芎䓖、苍术、醋、童便良。

辛、微苦。入足厥阴及手少阳经气分。通行十二经及奇经八脉气分。通两胁，解诸郁，引血药至气分而生血。气滞则血不生，疏之即所以生之。治一切血凝气滞所致等症。

得夏枯草，治睛痛。肝气疏不痛。　得黑山栀、川连，降郁火。　得藿香、甘草，治妊娠恶阻。　得海藻，治癞疝。　得参、耆，治虚怯。补之不滞，则气自生。　得茯神，交心肾。心肾之气不滞则交。　得川芎、苍术，治诸郁头痛。　得归、地，补阴血。气滞则血不生。　得真艾叶，暖子宫，治心腹诸痛。　得紫苏，散外邪。　配广木香，疏中气。　配厚朴、半夏，决壅胀。　配沉香，升降诸气。　配檀香，理气醒脾。　配荔枝核，治血气刺痛。 配细茶，治头痛。

生用，上行胸膈、外达皮肤。熟用，下走肝肾、外彻腰足。解血郁，生用。止血，炒黑。理肾气，青盐水炒。气滞，酒炒。消肝积，醋炒。化痰消核，姜汁炒。散痞，童便炒。润燥，盐水炒。入凉补药，童便浸煮干炒炭用。痈肿疮疡，煎汤代茶。

久服助火耗血散气。气虚作胀，血虚内热，月事先期，精血枯闭，皆禁用。

香附、川芎、薄荷、木贼、天麻、紫草、柴胡，皆入肝经以散肝气，而其间亦当分别施治。柴胡表肝经之风热，川芎升肝经之血气，香附解肝经之郁结，木贼散肝经之寒邪，天麻通肝脏之血脉，薄荷去肝经之风火，紫草败肝中之热毒。治之各有攸当，勿得杂投以伤肝气。

## 藿　香

辛、甘，微温。入足太阴、阳明经气分。温中快气，理脾和胃，为吐逆要药。治上中二焦邪气壅滞，霍乱吐泻，心腹绞痛，去恶气，疗水毒，除饮酒口臭。

得滑石，治暑月吐泻。加丁香，尤效。 配豆仁，治饮酒口臭。

广产者良。

叶主散，茎主通。

胃弱胃热而呕，阴虚火旺者，禁用

**薰草** 一名蕙草，一名香草，一名零陵香

伏三黄、朱砂。

辛，温。入足太阴、阳明经。治心腹恶气，齿痛鼻塞。

得升麻、细辛，治牙齿肿痛。 得川连、当归，治伤寒下痢。 配木香，治五色痢。 配荜茇，擦风虫牙痛。 配白芷，治头风白屑。

多服作喘，耗散真气。

**兰草** 一名省头草，一名孩儿菊，亦名香草

辛，平。入手足太阴、足阳明经气分。除陈气，肥甘积滞不化之气。止消渴，利水道，消痰癖，疗胆疸，辟恶气，散痈肿，调月经，解中牛马蛊毒。

兰草、泽兰，一类二种，俱生水旁下湿处。紫茎、素枝、赤节、绿叶，叶对节生，有细齿，但以茎圆节长，叶光有歧者为兰草。茎微方，节短，叶有毛者为泽兰。嫩时并可采而佩之。

胃气虚者禁用。

**泽兰** 亦名孩儿菊。根名地笋

防已为之使。

苦、辛、温。入足厥阴，兼足太阴经血分。破宿血，去癥瘕，兼除痰癖、蛊虫，能疗目痛痈肿。

配防己，治产后水肿。 配当归，治月水不利。

煎汤熏洗产后阴户燥热，遂成翻花。再加枯矾煎洗

之即安。

根　名地笋，主治同。

血虚枯秘者禁用。

怪症：鬼箭射伤，忽然疼痛，或遍身疼痛异常，名鬼箭风。用泽兰一两，桃仁三十粒，酒水各半煎服。

## 香薷 音柔

忌山白桃，并忌见火。

辛，温。入手太阴、足阳明经气分。发散暑邪，通利小便。治霍乱转筋，胸腹绞痛，呕逆泄泻，遍身水肿，脚气寒热，口中臭气。

配厚朴，治阴暑。　配白术，治水肿。

陈者良。宜冷饮，若热服令人吐泻。

火盛气虚，寒中阴脏，阴虚有热者，禁用。

夏日之香薷，如冬月之麻黄，散寒邪、使阳气得升也。阳气为阴寒所遏，一切吐泻等症，从此蜂起，所谓阴暑也，香薷为宜。若暑热淫于五内，症必大热大渴，气喘汗泄，吐泻不止，元气消耗，所谓阳暑也，非白虎、清暑益气等汤不可。倘用香薷散其真气，助其燥热，未有不误者矣。

## 薄　荷

辛、微苦，微凉。入手太阴、足厥阴经气分。散风热，清头目，利咽喉口齿耳鼻诸病。治心腹恶气，胀满霍乱，小儿惊热，风痰血痢，瘰疬疮疥，风瘙瘾疹。亦治蜂虿蛇蝎猫伤。薄荷，猫之酒也。

配生地、春茶，治脑热鼻渊。　配花粉，治热痰。配蝉蜕、僵蚕，治风瘙瘾疹。　配生姜汁，治眼弦赤烂。配白蜜、白糖，化痰利咽膈。　入逍遥散，疏肝郁。　捣取自然汁，滴聤耳。　捣取自然汁，和姜汁、白蜜，擦舌胎语涩。　揉叶塞鼻，止衄血。取汁滴鼻中即止。

产苏州者名龙脑薄荷，方茎中虚，似苏叶而微长，齿密面皱，其气芳香，消散风热，其力尤胜。兼能理血。

新病瘥人，服之令虚汗不止。瘦弱人，久服动消渴病。肺虚咳嗽，客寒无热，阴虚发热，痘后吐泻者，皆禁用。

## 紫苏 梗、子

忌同鲤鱼食。

辛，温。入手太阴经气分。温中发表，散寒去风，行气和血，止痛安胎。湿热滞而泻痢者，少佐三四分疏解其气，亦颇有效。

得香附、麻黄，发汗解肌。　得橘皮、砂仁，行气安胎。　得桔梗、枳壳，利膈宽肠。　配藿香、乌药，温中除痛。　配杏仁、萝卜子，消痰定喘。　配木瓜、厚朴，解暑湿脚气。　佐川芎、当归，散血，捣罨伤损出血及蛇犬伤。

作羹，解鱼蟹毒。

痘前干热者暂用。气虚自汗，脾虚滑泄者，禁用。

**梗**

疏肝利肺，理气和血，解郁止痛，定嗽安胎。去节用。

子

降气定喘，宽肠开郁，利大小便，温中祛寒，消痰止嗽。

得川贝，降气止嗽。　配萝卜子、桑白皮，治消渴变水。服此令水从小便出。

研末，入粳米煮粥，和葱、椒、姜、豉食，治风寒湿痹。炒熟研碎用。治冷气，良姜拌炒用。

肠滑气虚，虚气上逆，呕吐频频者，禁用。

## 荆芥 即假苏。一名姜芥

反鱼、蟹、河豚、驴肉。

辛、苦、温。入足厥阴经气分，兼入血分。散瘀破结，通利血脉。祛风邪，清头目，利咽喉，消疮毒。治中风口噤，身直项强，口面㖞斜，目中黑花，及吐衄崩中，肠风血痢，产风血晕，最能祛血中之风，为风病血病疮病产后要药。

得童便，治产后中风。　配灵脂炭，止恶露不止。配生石膏，治风热头痛。　配槐花炭，治大便下血。配缩砂末，糯米饮下，治小便尿血。　佐桃仁，治产后血晕。若喘，加杏仁、炙甘草。　调陈皮汤，治口鼻出血如涌泉。因酒色太过者。

血晕用穗。止血，炒炭。散风，生用。敷毒，醋调。止崩漏，童便炒黑。

表虚有汗者禁用。

服荆芥者，混食鱼、蟹、河豚、驴肉，犯之立死，甚于钩吻，惟地浆可解。

风在皮里膜外者，荆芥主之。风在骨肉者，防风主之。

# 得配本草卷之三

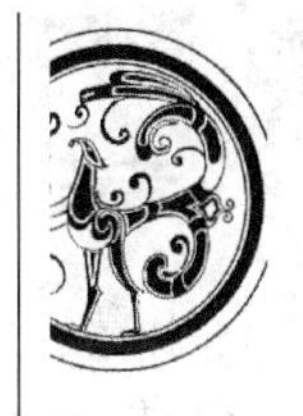



澹宁施雯文澍
姚江　西亭严洁青莲同纂著
缉庵洪炜霞城

## 草部 隰草类七十一种

### 菊花 苗、根叶

术、枸杞根、桑根白皮、青葙叶为之使。

甘，平。入手太阴，兼足少阳经血分。清金气，平木火。一切胸中烦热，血中郁热，四肢游风。肌肤湿痹，头目眩晕者，俱无不治。

配石膏、川芎，治风热头疼。　配杞子，蜜丸，治阴虚目疾。

白花，肺虚者宜之。黄花，肺热者宜之。去心蒂，地骨皮煎汁拌蒸，日干用。去风热，生用。入补药，酒拌蒸，日干用。味苦者伤胃气，勿用。

**苗**

捣烂，可熏洗女人阴肿。

根叶

配地丁、花粉，消痈毒疔疮。根能清溲便。

## 苦薏 即野菊

辛、苦，温。有小毒。能伤胃气，只宜捣敷痈毒瘰疬。冬月用干者。连根带叶捣汁，好酒冲服，散气破血，并治痈肿疔毒。再以渣敷之。花小，味苦。

## 菴蕳子

荆实、薏苡为之使。

苦、辛，微寒。入足厥阴经血分。散五脏郁血，行腹中水气。治闪挫跌扑，疗骨节疼痛。产后血痛，童便煮。

## 艾

苦酒、香附为之使。

辛、苦，温。走足三阴，通十二经，兼入奇经脉络。理气血，辟诸疫。搜僻处接应之虫，除寒湿不时之痢。

得生姜，治男女下血。　得干姜，驱冷气。　得乌梅，治盗汗。热在阴分而汗者，不宜用。　配香附，理气以治腹痛。　佐阿胶，安胎，兼治虚痢。虚热而胎不安者，不宜用。

捣汁饮，治一切冷气鬼气。烧灰，吹鼻血不止。

产蕲州者为胜。

可灸百病，可入煎丸。酒制助其焰，醋炒制其燥火。灸下行，入药上行。煎服宜鲜，灸火宜陈，久捣至柔烂如绵，焙燥用。

产后血虚生热，阴虚火动血燥者，禁用。久服多服，热气上冲，并发内毒。

## 茵 陈 蒿

伏硇砂。

苦，微寒。入足太阳、太阴经气分。利水燥湿。治瘴疟，疗疝瘕。得附子、干姜，治阴黄。

得白鲜皮，治痫黄如金。 配秫米、麦曲酿酒，治挛急。 佐大黄、栀子，治湿热。 佐桃仁，治血黄。佐苍术、厚朴，治湿黄。 佐枳实、山楂，治食积发黄。 佐知母、黄柏，治火黄。 佐车前子、木通，治黄而小便不利。

去根用。勿犯火。

热甚发黄，无湿气，二者禁用。

## 青 蒿

伏硫黄。

苦、微辛，微寒。入手少阴、足少阳、厥阴经血分。其气芬香，与胃独宜。治妇人血气腹满，退阴火伏留。捣敷金疮、尸疰鬼气。

得豆豉，治赤白痢。 配桂心，治寒热疟。 配赤柽柳，祛时行邪热。 佐鳖甲，治温疟。但热不寒为温疟。 佐人参，治虚汗。 入滋补药，治骨蒸虚劳。和童便捣汁熬膏。

使子勿使叶，使根勿使茎。治骨蒸，取子童便制。

治痢去湿热，用叶，或捣汁更妙。

## 益母草 即茺蔚

制硫黄、雌黄、砒石。忌铁。

辛、苦、平。入足厥阴经血分。行血而新血不伤，养血而瘀血不滞。利二便，治产后血胀，疗血逆大热，消乳痈，解蛇毒。

得山楂炭，治产后血不止。 得陈盐梅炭，止赤痢。 入凉血药，治热血贯瞳人。 佐当归，去风热。

捣汁，滴聤耳。醋调，敷马啮。白花入气分，红花入血分。或酒拌蒸，或蜜水炒。去瘀生用。

崩漏，瞳子散大，二者禁用。

## 茺蔚子 即益母子

制硫黄、砒石。

辛、甘、微温。入足厥阴经血分。除风热，明眼目，调经水，惟子为良。治疮肿，消水气，行郁血，茎叶为良。

或炒用，或蒸熟烈日晒燥用。

禁用与益母草同。

## 薇衔 即鹿衔草

得秦皮良。

苦，微寒。入足阳明、厥阴、少阴经。治风湿痹痛痈肿。

配泽泻、白术，治酒风自汗。身热懈惰、汗出如浴、恶风少气、病名酒风。　配白附子末，薄荷汤下，疗破伤风。

妇人服之，绝产无子。

## 夏枯草

土瓜为之使。伏汞、砂。

微辛、微苦，气寒。入足厥阴经气分。解阴中郁结之热，通血脉凝滞之气。

合香附、贝母，治头疮瘰疬。　调茶清、香附、甘草，治目珠热痛。

土瓜水浸，焙燥用。治目痛，沙糖水浸，焙干用。

气虚者禁用。

## 刘寄奴 子

苦，温。入心脾二经血分。下气破血。消痈肿毒，治汤火伤。

配茶清，治大小便血。　配乌梅、白姜，治下痢赤白。并治阴阳交带，不问赤白，如赤加乌梅，白加姜。

汤火伤者，先以盐掺之，后掺寄奴末。

**子**

研，以热水泡之，治肠泻无度，下咽即止。

脾虚作泻者禁用。多服令人泄泻。

## 旋覆花 一名金沸草

苦、辛，温。入手太阴、阳明经气分。降心脾伏饮，去五脏寒热，除胁下气满，破膈痰如漆。止呕逆，平惊悸。痰水去也。

配地葱、新绛，治半产漏下。　配赭石、半夏，治噫气痞硬。

去皮蒂蕊壳，蒸用。入药须绢包煎，恐妨肺而反嗽。

气虚，大肠冷利，阴虚燥咳，三者禁用。

## 青葙子 一名草决明

味苦，微寒。入手少阴、足厥阴经。清肝火之上冲，祛心经之邪热。皮肤风湿，目中翳障，皆可施治。

瞳子散大者禁用。恐散阴气。

怪症：眼见虫飞，以手捉之则无，此肝经病也。用青葙子合元明粉、羌活、枣仁为末，水送下。

## 鸡冠花

甘，凉。入血分。治痔瘘下血，赤白下痢，崩中带下。

得椿根白皮，治结阴便血。　配防风，治下血脱肛。　入苦酒，治吐血不止。　煎黄酒，治带下。

分赤白，炒用。

## 红花 子

得酒良。

辛、甘、苦，温。入手少阴、足厥阴经血分。破瘀血，行新血，散肿止痛。血行痛自止。

配当归，活血。　配肉桂，散瘀。

破血，多用酒煮。养血，少用水煮。

产后勿宜过用，使血行不止而死。

**子**

吞数粒，使痘疮不染。痘子黑陷者，用子酒浸晒干，微炒研用。

## 胭脂 即红花汁所造

甘，平。活血。痘将出时，以此涂眼四围，痘不入目。兼解疔毒。配蛤粉，敷乳头裂破。

## 大　蓟

甘,凉。破血,退热,消痈。除沃漏崩中,去蜘蝎咬毒。得酒,治九窍出血。配小蓟,治崩中。血瘀则妄行。

## 小蓟 叶

凉血。妇人痘疹，月经妄行者，最宜。

**叶**

疗痈肿。大蓟叶消肿，小蓟叶行血。捣汁，入童便和酒饮。

## 川　续　断

地黄为之使。恶雷丸。

苦、辛，微温、微涩。入足厥阴经气分。通血脉，理筋骨，疏肝气，利关节。一切崩漏，金疮折跌，痈毒血痢等症，惟此治之，则血气流畅而自疗。

配杜仲，治漏胎。　佐人参，扶脾气。

去梗、筋，酒浸炒。入血崩金疮药，生用。

草茅根形相似，误服令人筋软。

初痢勿用。疏而兼补。怒气郁者禁用。性温助火。



## 漏　芦

连翘为之使。

咸，寒。入手足阳明经。散热毒，治谷贼，通经下乳，排脓止痛，解痘杀虫。

配生姜、地龙，治历节风痛。

茎如油麻，枯黑如漆者真。甘草拌蒸。

气虚者禁用。

## 苎麻 根

甘，寒。入足阳明、太阳经血分。治胎前产后心烦，天行热病，兼利小便而通子户，清淫欲之瘀热。

配建莲、糯米，固胎元。　配白银，治胎动腹痛不可忍。

根

甘，寒。入足厥阴经血分。泻热散瘀。

得蛤粉，通小便。

捣汁饮，治骨哽。并治蚕咬人毒入肉。

## 大　青

微苦，大寒。入足阳明、手少阴经。解时行头痛，心胃热毒。治伤寒热狂，黄疸热痢。

配好酒，治肚皮青黑。血气失养，风寒乘之也。　佐犀角、栀子，治阳毒发斑。

脾胃虚寒者禁用。

## 小　青

微苦，寒。入手足阳明经。治血痢腹痛，敷痈肿疮疖。

得白芷，治蛇螫伤毒。　配沙糖，治中暑神昏。

## 胡 卢 巴

苦，大温。入命门。壮丹田之元阳，除冷气之潜伏。

得茴香、川楝，治奔豚。寒热气。　得荞麦、茴香，治疝瘕。　得破故纸、木瓜，治湿脚气。　配桃仁，治膀胱气。

酒蒸用，或炒熟用。

阴血不足者禁用。

## 马蔺子 一名蠡实

辛、平。入阳明经血分。泻湿热，消酒毒，治疝痛，祛冷积。

得升麻，治喉痹。根、叶、汁俱可服。　配干姜、黄连，治水利。忌猪肉、冷水。　取根、叶捣汁服，治绞肠痧。

冷疝，醋炒。泻痢，酒炒。湿热，童便炒。

燥热者禁用。久服令人泻。

## 恶实 一名大力子，一名牛蒡子，一名鼠粘子。根

辛、平。入手太阴经。降肺气而不燥，祛滞气以利

腰。疗疮疡，以其解热之功。消风毒，以其辛散之力。

得旋覆花，治痰厥头痛。配荆芥、桔梗、甘草，治咽喉痘疹。配薄荷、浮萍，治风热瘾疹。配羌活，治历节肿痛。配蒌仁，治时疫积热。佐生石膏，治头痛连睛。牙痛，生研绵裹噙患处，去黄水即愈。

酒蒸去霜用，炒熟亦可。

泄泻，痘症虚寒，气血虚弱，三者禁用。

**根**

苦、寒。入手太阴经。治天行时症热烦，一切风疾恶疮，止咳嗽，疗齿痛。

得生地、杞子、牛膝，袋盛浸酒，治十年风疾。绞汁和蜜温服，治中风。和猪脂捣，贴积年恶疮及反花疮。

竹刀刮净，蒸熟曝干用。不尔令人欲吐。

禁忌与子同。

## 苍耳子 即葈耳。根、茎叶

忌猪肉、马肉、米泔。伏硇砂。

甘、苦，温。有小毒。治风湿周痹，四肢挛痛，能善通顶脑，疗头风目暗，鼻渊息肉，瘰疬疮疥。解溪毒，杀疳虫。

配葶苈子为末，治小便不利。

炒熟去刺用，或酒拌蒸过用。

**根、茎叶** 一名常思草，一名缣丝草。

忌猪肉、马肉、米泔。伏硇砂。

苦、辛，微寒。有小毒。治诸风攻脑，头晕闷绝，疔毒恶疮，大风疠疾，及毒在骨髓，腰膝疼痛。解诸毒。

采得去心，取黄精以竹刀细切拌蒸，从巳至亥时，去黄精，阴干用。五月五日午时采取，熬膏，以新瓷罐贮封，贴一切疔疖无头肿毒。

如牙疼，敷牙上。喉痹，敷舌上，或噙化一二匙。



## 天名精 一名皱面草，一名活鹿草，一名虾蟆蓝

垣衣、地黄为之使。

甘、辛，寒。破血瘕，泻邪热，吐痰疟，开喉闭，止牙疼，敷疮痈。捣汁，和猪肉汁，治虫痛。捣汁独服，吐痰疟。

配酒糟，捣和敷疔疮。　入青矾少许，点喉肿。

捣生汁用，令人吐。

## 鹤虱 即天名精子

辛、苦，凉。有小毒。治虫咬心腹攻痛之要药，止疟疾，消痰气。

捣末，拌淡醋，治虫痛攻心。捣末，和肥肉汁，治虫痛。

怪症：大肠虫出不断，断之复生，行坐不得。用鹤虱末五钱，水调服之。

## 豨莶草

苦、辛，有小毒。生寒，熟温。入足厥阴经血分。

专治风湿四肢麻痹，筋骨疼痛，腰膝软弱。

蜜、酒拌蒸，晒九次用。或捣汁熬膏，加生地、甘草、白蜜收之，酒调下。生捣汁服，令人吐。

阴血不足，脾肾两虚，二者禁用。

## 青　箬

甘，寒。入手太阴，兼入足厥阴经。清肺气，利小便，止诸血。

得糯米汤下，治肠风下血。烧炭。　配滑石烧炭，治男妇转脬。　配蚕纸烧炭，治月水不止。　配面烧炭，治肺热鼻衄。

烧炭研末，入麝香少许，治小腹气痛，尿白如注，兼治痘疮倒靥。煎汁煮药，清热凉血。烧炭，止血。

肝寒者禁用。

## 苇茎 即芦干。芦根

甘，寒。入手少阴、太阴经血分。行周身气血，热邪去，血气自行。除上焦虚热。

佐竹茹、糯米、姜汁，治霍乱烦渴。　佐桃仁、米仁、瓜瓣，治肺痈咳嗽。吐出脓血而愈。　芦干外皮烧炭，入蚌粉少许，麦冬汤送下，治吐血不止。

煎汁，去渣入药服。

**芦根**

忌巴豆。

甘，寒。入足阳明经。退邪热，下逆气，止呕哕，除烦渴，甘能益胃，寒能降火。疗便数劳复。解鱼鳖肉毒。

配竹茹、麦冬，治霍乱烦闷。热除呕自止。　配地骨皮、麦冬、橘皮、生姜，治肺痿骨蒸。

逆水生，黄泡肥厚者良。去须、节、黄皮，捣汁用。出泥浮水中者，不可用。



## 甘蕉根 即芭蕉

甘，大寒。入足阳明经。治天行热狂，除烦闷消渴，解结热痈痛，疗产后血胀。血热而胀。

得旱莲草，治血淋涩痛。

捣敷丹毒。霜降后尤佳，取汁用。

多服动冷气。胃弱脾弱，肿毒系阴分者，禁用。

## 麻黄 根、节

厚朴、白薇为之使。恶辛夷、石韦。

辛、微苦、温。入足太阳，兼手太阴经气分。气味轻扬，善通腠理，宣达皮毛，大能发汗，去营中寒邪，泄卫中风热。治伤寒头项痛，腰脊强，发热恶寒，体痛无汗，及咳逆斑毒，风水肿胀，是其所宜。余当审症施治。如妄用误汗，为害不浅。

得肉桂，治风痹冷痛。　佐半夏，治心下悸病。寒气泄也。　佐射干，治肺痿上气。寒气外包，火气不能达，故痿。　使石膏，出至阴之邪火。为石膏之使。

铁甲痘极硬不灌浆者，酒煮炒黑煎服，痘即烂，便有生肌。发汗用茎，折去根节，先煎十余沸，以竹片掠去浮沫。沫能令人烦，根节能止汗，故去之。或蜜拌炒用亦可。惟冬月在表真有寒邪者宜之。凡服麻黄药，须避风一日，不尔，病复作难疗。用麻黄汗不止，冷水浸头发，用牡蛎、糯米粉扑之。寒邪在里，脉不浮紧有力，伤风有汗，素有血症，真阴内虚，卫气不足，春时瘟疫，发热恶寒，无头疼身痛拘急等症，皆禁用。时症亦有头疼身痛拘急者，宜细察之。

**根、节**

甘，平。引补气之药外至卫分而止汗。

得黄耆、牡蛎、小麦，治诸虚自汗。　配黄耆、当归，治产后虚汗。　和牡蛎粉、粟粉等分为末，生绢袋盛贮，盗汗出即扑，手摩之。

夏月止汗，杂粉扑之。折去茎，不可和入同用。茎能发汗，故去之。

麻黄，惟身首拘急而痛，六脉浮紧有力，可用。盖北地霜降后，受严寒之正气，为真正伤寒，初起邪在太阳经，用此升散寒气，是其所宜。若但感冒寒湿，或时邪疫症，恶寒发热者，用之则卫气大伤，津液干燥，立毙而不可救。况骁悍之药，过汗则心血动，吐衄不止。过表则真气伤，汗出无了，猝成大患。惟寒水溢于肌肤，遍身肿胀，用此发汗，使水气外泄，亦劫夺之一法也。

## 木　贼

甘、微苦，微温。入足厥阴经血分。散肝木之风湿，升血中之郁火，解肌发汗，去目翳，疗肠风。虚者可代麻黄。

得余粮石，治赤白崩中。　配槐子，治肠澼。　配地榆，治脱肛。　佐牛角腮，治休息下痢。

肝气虚，血虚目不明，怒气与伤热暴赤肿痛者，禁用。

谷精去星障，木贼去翳障。甘菊养目，而星翳不能除。

## 龙须草 即席草

苦，微寒。入手少阴、太阳经气分。除心腹邪气，疗茎中热痛。败席功用相同。

## 灯心草

甘、淡，寒。入手少阴经气分。降心火，泻肺热，利小肠，退水肿。

配麦冬，引心火下降。　佐红花，治喉风。　佐鳖甲，治疮痘烦喘。　和丹砂，治衄血。

煅炭和轻粉，治阴疳。煅炭，吹喉风闭塞。煅炭涂乳头饮儿，止夜啼。

心气虚者禁用。多服、久服，令人目暗。

烧炭法：用淡竹筒一个，将灯草筑实，黄泥封口，火煅通红，用湿草纸裹贮，不令出气，候冷劈开，其中即成炭也。

## 生地黄

得酒、麦门冬、姜汁、缩砂良。畏芜荑、莱菔子。恶贝母。忌葱、蒜、萝卜、诸血。

甘凉，微苦。入手足少阴、厥阴，及手太阳经血分。其生血以清阴火，举世皆知。能生气以行阳分，人多不晓。血足气得所归，所谓藉精生气。一切惊悸经枯，掌中热，劳劣痿躄，吐衄、崩漏、便闭等症，均此治之。消谷食，大便下，则中气动而食自化。实脾胃，湿热去，脾胃自实。亦奏其功。

得玄参，定精意。　得竹茹，息惊气。　麦冬为佐，复脉内之阴。　当归为佐，和少阳之血。　配地龙，治鼻衄交流。　佐天门冬，引肺气入生精之处。使羚羊角，起阴气固封蛰之本。　使通草，导小肠郁热。　调鸡子白，治胎动。　调蜜酒，治热传心肺。君茯苓，除湿热伤脾。　和车前汁，治血淋。生地通血脉之源。

鲜用则寒，干用则凉。上升，酒炒。痰膈，姜汁炒。入肾，青盐水炒。阴火咳嗽，童便拌炒。

犯铜、铁器，令人肾消。胃气虚寒，阳气衰少，胸腹痞闷，三者禁用。

世人动云生地妨胃，其能开胃，人实不晓。惟胃中阳气不足者，服之则胃气不运而饮食减。若胃阴虚而胃土干燥，致胃气不运者，生地滋其阴以清其火，而胃气从此运行，饮食自然渐进。不知者妄加议论，真不啻胶柱鼓瑟也。至时行热症，生地尤为切要，邪火郁于胃，胃阴干涸，势难救药，若胃中阴血未干，断无不可救药之理，惟生地实所以滋胃阴也。阴汁上充，则汗涌于肌表而经邪解，阴血下润，则秽泄于二便而腑邪出，所谓金令一行，酷热顿消也。故火邪溢于阳明经，冲生地汁于白虎汤中，战汗而顿解。邪热入于阳明腑，冲生地汁于陷胸汤中，便通而自退。更有火生痰、痰生火，交结于中，和生地汁于竹油、姜汁中，则谵语直视等症即除。如无生地，可用干地黄，滚水浸透，绞汁冲服，防其泥滞，加枳壳或川贝疏之，且气道通，邪气外达，而病自霍然。近人多以生地为补剂，又疑妨胃，畏不敢用，即用之亦一二钱而止，五六钱而止，入诸药同煎，半成熟地，使邪滞于内而莫出，泥于膈而胃闭，遂视此为害人之品，禁不入方。致令胃阴枯涸，多有不可救药者，亦由用之不善也。



## 熟地黄

畏、恶、忌与生地同。

甘、微温，微苦。入手足少阴、厥阴经血分。补真阴，填骨髓。凡阴虚火炎，水泛为痰，津枯无汗，烦躁不宁，耳目聋聩，神气散失，脂膏残薄，小水不利，大便不实，痿痹不仁，宿滞不化，真阳不回等症，非此不疗。

得乌梅，引入骨髓。 得砂仁，纳气归阴。 得炒干姜，治产后血块。 得丹皮，滋阴凉血。 使玄参，消阴火。 合当归，治胎痛。加牛膝，治胫股腹痛。血不足也。 和牡蛎，消阴火之痰。

痰多，姜汁炒。行血，酒炒。润肠，人乳炒。纳气、理气，砂仁炒。降火，童便煮。摄精，金樱子汁煮。补脾胃，炒炭存性。如煮熟未经蒸晒九次，寒凉之性未除，只算得心经凉剂，损胃阳，伤胃气，不可妄用。若阴虚火动者，半生半熟之品，适得其宜。

熟地味甘而滞，甘为脾之所悦，虽滋肾、实大益于土。《经》云：味过于甘，肾气为土所掩，而不上交于心，心亦不得下交于肾，肾气不冲而独沉，是有权而无衡也。人之忽然死者，正惟生气不交，而独绝于内故尔。宜用辛凉者为之使，甘合辛而发散，则内气常通，心肾交结，自无喘满之患。且肾气动而不滞，精升而化气，金气亦从水中生矣。肺气亦归于肾，补敛之剂，何妨略加理气之味一二分，或五六分，俾补剂更为有力也。

## 怀 牛 膝

畏白前、白鲜皮。恶萤火、龟甲、陆英。忌牛肉。

苦、酸、平。入足厥阴、少阴经血分。益肝肾之精气，破瘀血之癥结。治筋骨痿痹，久疟下痢，淋痛尿血，并心腹诸痛。又能引火下行，并疗喉痹齿痛。连叶捣汁，频点眼生珠管。

得杜仲，补肝。　得苁蓉，益肾。　配川断肉，强腰膝。气不滞则健。　配车前子，理阳气。

去芦并泥砂。下行，生用。滋补，焙用，或黄精汁浸、酒拌蒸数十次用。破血敷金疮，生用。引火下趋，童便炒。引诸药至膝盖，生熟俱可用。

失精，血崩，气陷腿肿，脏寒便滑，中气不足，小便自利，俱禁用。

## 川 牛 膝

辛、酸、苦。入肝经。去风治痹。

配茄皮，治风痛。

## 土牛膝 即天名精根

去风破血。

春夏用叶，秋冬用根，叶汁尤速。

## 紫菀

款冬为之使。畏茵陈。恶天雄、瞿麦、藁本、雷丸、远志。

苦、辛、平、微温。入手太阴、少阴经血分。泄上炎之火，散结滞之气。治痰血，利小便，开喉痹，退惊痫。气痛诸症悉退。

配生地、麦冬，入心以宁神。　配丹皮、白芍，入胃以清热。　配款冬、百部、乌梅，治久嗽。　配白前、半夏，治水气。

去头须，洗净，蜜水浸，焙干用。

肺气结滞，郁而为热，致肺叶焦枯，久嗽不止。用紫菀散之，则肺窍通而郁热自除。若阴虚肺液干枯，服散气走液之剂，为害不浅。人何以此为痨嗽之圣药，不究其源而妄用之，致阴受其害而不之知也。若滋阴重剂内，加紫菀四五分以通其滞，亦可。

## 麦门冬

地黄、车前为之使。畏苦参、青葙、木耳。恶款冬、苦芙、苦瓠。忌鲫鱼。伏石钟乳。

甘、平、微苦，凉。入手少阴、太阴经气分。生上焦之津液，清胸膈之渴烦。治呕吐止吐衄，消痰嗽，止泄精，疗痿厥，去支满，散结气。

得乌梅，治下痢口渴。 得犀角，治乳汁不下。得桔梗，清金气之郁。 得荷叶，清胆腑之气。 佐地黄、阿胶，润经血。 佐生地、川贝，治吐衄。

心能令人烦，去心，忌铁。入凉药，生用。入补药，酒浸，糯米拌蒸亦可。

气虚胃寒者禁用。

## 萱草 即鹿葱。根

甘，凉。入脾肺二经。上清胸膈，以除烦热。下走阴分，以治尿赤。安五脏，解酒疸。花亦可用。

**根**

甘，凉。治大热大衄，利水通淋，止带疗疸。

得生姜，治大便后血。 配席草，治通身水肿。

酒疸，取汁服。吐衄，稍加姜汁。乳痈，和酒服，渣可敷。

## 淡竹叶 根名碎骨子

甘、淡、寒。叶，去烦热，利小便，清心。根，能堕胎、催生。

此非淡竹之叶，另是一种。近时药店中所用俱是此草。其功用虽大同小异，然根能破血，娠妇忌用，不可不识。

## 葵　子

黄芩为之使。

甘、淡、寒。滑。入足太阴经气分。滑肠达窍，下乳滑胎，消肿，通关格，利二便。根叶同功。

得砂仁，治乳痈。　配牛膝，下胞衣。　拌猪脂，通关格。大小便不通欲死者。　拌人乳，利大便。

秋种过冬，至春作子，名冬葵子，入药用。若春葵子，不宜入药。

气虚下陷，脾虚肠滑，二者禁用。

怪症：有人手足忽长倒生肉刺，如锥，痛不可忍，但食葵菜即愈。



## 蜀葵花

甘，寒。赤者治赤带，白者治白带。赤者治血燥，白者治气燥。

## 灯笼草 一名酸浆

伏白矾。煮三黄。炼硝、硫。

苦，寒。入手太阴经气分。利湿热，治咽痛，消痰嗽。

入滋阴清火药，疗虚人咳嗽。

## 败酱 即苦菜

苦，平。入足厥阴，兼入足阳明经。破血排脓。去蛆痔，除痈肿。

配米仁、附子，下腹痛。　入四物，治恶露不止。

## 款冬花

得紫菀良。杏仁为之使。畏贝母、麻黄、辛夷、黄芩、黄耆、连翘、青葙。恶玄参、皂荚、硝石。

辛，温。入手太阴经气分。开痰止嗽，下气除烦。却喉痹，疗肺痿。

配白薇、贝母、百部，治鼻塞。　配川连，敷口疳。　烧烟以筒吸咽之，治久嗽。

去蒂、梗、壳，甘草水浸一宿，日干用。蜜水拌更润。

阴虚火动，肺气虚咳，二者禁用。

## 决明子 即马蹄决明

蓍实为之使。恶大麻子。

甘、苦，微寒。入足厥阴经。除肝热，和肝气。凡因血热，以致头风、鼻衄、肿毒、目翳赤泪、唇口青色者，均得此而愈。

得生甘草，治发背初起。　配地肤子，治青盲雀目。

## 地肤子 叶

苦、甘，寒。入足太阳经气分。利膀胱水，去皮肤热。除客热丹肿，疗癞疝溲数，煎洗一切疮疥。

得生地，治风热赤眼。　得甘草，治虚热。　配生姜、热酒，治雷头风肿。　佐地榆、黄芩，治血痢。　佐白术、肉桂，治狐疝阴癞。忌生葱、桃、李。

叶

苦、寒。煎汤洗浴，去皮间风热。频洗眼，除雀盲涩痛。捣汁服，治泄泻淋症。

## 瞿麦 一名石竹

牡丹、蘘草为之使。恶螵蛸。伏丹砂。

苦，寒。入足太阳，兼手少阴经。破血热之郁结，决上焦之痈肿。利小便，去目翳。

得蒲黄，治产后淋。 配蒌仁、鸡子，治便秘。配葱白、栀子，治热结淋血。煎浓汁服之，下子死腹中。

只用蕊壳，不用茎、叶，若同用令人气噎、小便不禁。以竹沥浸漉晒用。

小肠虚者禁用。

## 王不留行 一名金盏银台

甘、苦、平。入心、肝二经血分。通血脉，治诸淋，下乳汁，催生产，疗疮疡，除风痹。血气不行，则风毒不去，营卫逆于肉里则生痈。

配川柏，蒸饼丸弹子大，青黛为衣，线穿挂风处，冷水化服一丸，治误吞铁、石、骨、刺不下。

内服，酒蒸焙用。出肉中竹木刺，捣敷。

孕妇、失血、崩漏者，禁用。

## 长春花 即金盏草

酸，寒。入足阳明经。专治肠痔下血不止。

## 葶苈子

得酒、大枣良。榆皮为之使。恶白僵蚕、石龙芮。

辛、苦，大寒。入手太阴，兼足太阳经气分。大泄阳分之气闭，下泻膀胱之留热。膈中痰饮喘促，得此能疗。肺中水气膹急，非此不除。水结由于气热，惟此清之。

得大枣，治肺壅，不伤胃。 配防己，治阳水暴肿。

酒淘净晒干，纸上同糯米炒，去米研用。

虚人禁用。泄真气也。

仲景曰：葶苈傅头疮，药气入脑杀人。

## 车前子 根、叶

常山为之使。

甘、微咸，寒。入足太阳经气分。利水道，除湿热，去胸痹，疗翳障。清肺肝之风热，通尿管之涩痛。

配牛膝，疏肝利水。 配菟丝，补虚明目。

入补药，酒蒸捣研。入泻药，炒研。

阳气下陷者禁用。

怪症：欲大便不见粪而清水倾流，欲小便不见尿而稀粪前出，此名易肠。乃暑热气横于阑门也。车前子三两，煎服，一口顿饮二三碗，二便自正。如因怒以致此疾者，逍遥散加升麻治之。

真阳动则精窍开，阴气常致下泄。然命门之火动于心意之邪，亦由湿热为患也。小便利则湿热外泄，不致内动真火，俾精窍常闭，而漏泄之害自除，车前所以治遗泄也。若无湿热而肾气不固，或肺气不能下摄，或心虚不能下交，或肝胆受惊，相火内炎，以致精泄者，妄用车前利水窍，反使阴气泄于下，阴火动于中，痨损所由成也。用泽泻、木通、灯草利水等药，切宜斟酌，慎勿妄投，以致后悔。

**根、叶**

可伏硫黄、五矾、粉霜。

甘，寒。入手太阳、阳明经气分。治尿血血痢，明目通淋，消瘕除瘀。

## 龙牙草 即马鞭草。根、苗、叶

伏丹砂、硫黄。

苦，微寒。入手阳明、足厥阴经血分。行血止血，疗下部䘌疮。

配陈茶，治赤白痢。　配生姜、黄酒，治乳痈。

**根**

辛、涩，温。治赤白下痢初起，焙研末，米饮服。

**苗、叶**

捣汁和酒服，治血热及疮毒。

## 旱莲草 即鳢肠。一名金陵草

甘、酸、凉。入足少阴经血分。凉血滋阴。疗脏毒，退肾热。灸疮发洪血不止者，敷之立已。血凉，诸病皆除。

得车前，治溺血。　得川连，治热痢。　佐绿豆，治热胀。　入热酒，治痔瘘。用汁冲。

利水，童便煮。恐妨胃，姜汁蒸。研末服，治脏毒。

胃弱便溏，肾气虚寒者，禁用。

## 连翘 根

苦，凉。入足少阴、手阳明、少阴、厥阴经气分。泻六经之血热，散诸疮之肿毒，利水通经，杀虫排脓。

配木通，泻心火。 佐芝麻末，治瘰疬。 同鼠粘，疗痘毒。 合大黄，治马刀。

痈疽溃后，热由于虚，二者禁用。

**根** 名连轺

苦，寒。下热气。专治伤寒瘀热发黄者，导湿热从小便而出。

## 蓝 叶

苦、甘、寒。入足厥阴经。降火解毒，能使败血分归经络。愈疔肿金疮，追鳖瘕胀痛，解百药诸毒，止瘟疫热狂，消赤眼暴发，退小儿壮热。

得雄鼠粪，治阴阳易。 配川柏末，掺耳疳。 佐石灰，丸，治痞塞。面糊调。 加麝香、雄黄，点蜘蛛伤。 捣汁，涂唇疮。

虚作泻者禁用。

怪症：蜘蛛咬头上，一宿，咬处有二道赤色，细如箸，绕项上，从胸前下至心，经两宿，头面肿疼，大如数升碗，肚渐肿，几至不救。取蓝汁一碗，以蜘蛛投之至汁而死。又取蓝汁加麝香、雄黄，更以一蛛投入，随化为水，遂即点于咬处，两日悉平，作小疮而愈。

## 蓝 淀

辛、苦、寒。入手少阴经。解时行热毒，敷热瘴成疮。止吐衄，治噎膈。膈有虫头向上，用靛能制之。

怪症：唐一僧病噎及死，其徒依遗命开视胸中，得一物形似鱼而有两头，遍体悉似肉鳞。安钵中跳跃不已。戏投诸味，虽不见食，皆化为水。又投诸毒物，亦皆消化。一僧方作蓝淀，因以少淀投之，即怖惶奔走。须臾化成水。世传淀水治噎，盖本于此。

## 青 黛

咸，寒。入足厥阴、太阴经血分。除郁火，解热毒。杀小儿疳虫，散时疫赤斑，消膈痰，止血痢。

配川连，洗风热眼。 佐蒲黄，治重舌胀。 冷水调服，治内热吐血。 入四物汤，治产后发狂。 入马齿苋，捣敷瘰疬未穿。 合黄柏末，掺耳疳出汁。

水飞净用。

阴虚火炎者禁用。

## 蓼实 苗叶

辛，温。明目温中，消肿下水，能消酒积。

配香薷，治霍乱烦渴。 调白蜜、鸡子白，涂头疮。 炒用，消散之气稍缓。

多食损阳。

**苗叶**

辛，温。入手太阳、阳明经气分。除邪气，理中焦。

配香豉，治霍乱转筋。

久服令人寒热，损髓减气。

### 萹蓄 一名扁竹

苦，平。入足太阳经。去湿热，治霍乱，杀三虫，理疮疥，疗黄疸，止赤淋。蓄能破血。

醋炒，治蛔攻心痛。　煮面，治痔疮肿痛。

多服泄精气。

### 沙苑蒺藜

乌头为之使。

甘，温。入足少阴经气分。固肾水之泄，暖少阴之精。其能去燥热、治烦渴，疗尿血、止余沥，皆得精之固而并效也。

得甘菊，除风热。　入鱼胶，摄精髓。

入补剂，炒熟。　入凉药，生用。

嚼之有豆气，大如芝麻，状如羊肾，带绿色者真。

构精难出者禁用。

### 白蒺藜 一名刺蒺藜①

苦、辛、温。入足厥阴，兼入手太阴经气分。去风湿，泻肺气。乳闭可通，癥瘕可疗，阴癀可消，带下可止，并治一切咳逆、肺痿喉痹、明目肿毒等症，皆藉此辛散之力也。

如菱角，白色。治风，黄酒拌蒸。清肺，鸡子清

---

① 一名刺蒺藜：目录正名作刺蒺藜。今依正文统一，移此名为别名。

炒。治目中赤脉，人乳拌蒸。通月水，当归汁煮。

肝虚，受孕，二者禁用。以破血故也。

## 谷精草

甘，平。入足厥阴经。专治头风目翳，能疗疳积伤睛。风湿喉痹，亦可用以为佐。

配地龙、乳香薰鼻，治脑痛。　配蛤粉、猪肝，治痘后目翳。

人乳或童便拌蒸，随症制之。

血虚病目者禁用。

## 海金沙 一名竹园荽

甘，寒。淡渗。入手足太阳经血分。去脐下满闷，消膀胱湿热。

得腊茶、生姜，治癃闭。　得滑石、甘草梢，治膏淋。得栀子，治热狂。　得白术、甘草、牵牛，治脾湿肿满。

真阴不足者禁用。

## 紫花地丁

辛、苦、寒。治有名痈疽，无名肿毒，兼治乳疖痘疔。

# 草部 毒草类二十七种

## 大黄

黄芩为之使。恶干漆。忌冷水。

苦，大寒。入足太阴、手足阳明、厥阴经血分。性沉而不浮，用走而不守。荡涤肠胃之邪结，祛除经络之瘀血，滚顽痰，散热毒，痘初起血中热毒盛者宜之。

得杏仁，疗损伤瘀血。　得生地汁，治吐血刺痛。得牡蛎、僵蚕，治时疫疙瘩恶症。　配桃仁，疗女子血闭。　合芒硝，治伤寒发黄。　同川连，治伤寒痞满。

欲速行、下行，生用。欲缓行，煎熟用。欲上行，酒浸炒用。破瘀血，韭汁炒。加僵蚕、姜糊丸，蜜汤下，治大头瘟。

血枯经闭，血虚便秘，病在气分、不在血分者，禁用。

怪症：疮肉飞出成片，形如粉蝶而去，痛不可忍，此血肉热极也。用硝、黄各五钱水送，得微利即愈。

仲景百劳丸用大黄以理劳伤。盖内热既久，瘀血停于经络，必得将军开豁其路，则肝脾通畅，推陈而致新，清升而浊降，骨蒸自除，痨症自愈也。然须蒸熟入滋补之剂以治之，庶几通者通、补者补，两收其效。

## 商　陆

得大蒜良。忌犬肉。伏硇砂、砒石、雌黄。

苦、辛、冷。有毒。入足太阴，兼足太阳经气分。行水气直达下焦。

配麝香，捣贴脐上，利小便、消水肿。误服消后复作，不可救药。

取花白者根，铜刀刮去皮，薄切，以东流水浸两昼夜，漉出，架甑蒸，以黑豆叶一重，商陆一重，如此蒸半日，熟透，去豆叶晒干用。如无豆叶，以豆代之。

外贴赤者尤利。赤者服之痢血不止，杀人。白者煎服，亦能杀人。商陆、大戟、甘遂、藊蓄、芫花、荛花、狼毒等味，下气除水，极有神效，而其大伤元气，正非小可。宜用外敷脐腹，加麝香、牙皂，引药气以入内，使水气从二便而出，乃为无害。即不然，必须制透，佐补气药，庶几真气不尽绝也。

## 狼　　毒

大豆为之使。恶麦句姜。畏醋、占斯、密陀僧。

苦、辛、平。有大毒。入手太阴，兼少阴经气分。治咳逆上气，除胸下积癖，及痰饮癥瘕，去恶疮鼠瘘。

配秦艽，治恶疾风疮。　配附子，治心腹连痛。

醋炒用。

## 蔄茹 白者名草蔄茹

甘草为之使。恶麦门冬。

辛，寒，有小毒。排脓杀虫。破癥瘕，除热痹，去死肌，退风热。

配海螵蛸丸服，治妇人血枯，血瘀而枯。　配苦酒、猪脂，涂甲疽。

## 大　　戟

得枣良。小豆为之使。畏菖蒲、芦苇、鼠屎。恶薯蓣。反甘草。菖蒲解之。

苦，寒，有毒。入三阴、足太阳经。泻内外上下之水溢。驱虫毒，破癥结，逐血瘀，除痰饮。

配干姜为散，治水肿喘急。　煮大枣，治水肿。去戟取枣食之。

泔水浸洗，再用浆水煮干，去骨用。

宜采正根用。若误用旁附，则冷泻不禁，即煎荠苨汤解之。妄用杀人。

## 泽漆 一名猫儿眼睛草

小豆为之使。恶薯蓣。

辛、苦、微寒。入手阳明、太阳经气分。消痰行水，止疟退热。

配大黄，疗伏瘕。　调香油，搽癣疮。

熬膏，贴瘰疬。

气血虚者禁用。

## 甘　遂

瓜蒂为之使。恶远志。反甘草。

甘、苦、寒。有毒。入足少阴经气分。直达水结之处，攻决隧道之水。行十二经，水从谷道而出。

配大黄、阿胶，治血结。　配猪苓、泽泻，治转脬。　配甘草，治心下留饮。肾主水，凝则为痰饮，溢则为肿胀。泄肾经之湿，治痰饮之本也。

末掺雄猪腰子内，煨熟，日服一片，治洪水肿胀。面裹煨透。

妄用大损元气，腹胀而死。

## 千金子 即续随子，一名联步

辛，温，有毒。宣一切宿滞，下水最速，及腹内诸疾，研碎酒服，不过三颗，当下恶物。

去壳取白者，研烂，以纸包压去油，取霜用。

有毒损人，不可轻用。惟在用之得法，亦要药也。

## 蓖 麻 子

忌炒豆。伏丹砂、粉霜。

辛、甘、热。有毒。其力收吸，能拔病气以出肌表。其性善走，能开诸窍以通经络。治瘰疬，追疮脓。

配乳香、食盐，捣饼贴太阳穴，治风气头痛。 配羊脂、山甲，少加麝香，以油煎膏，日摩数次，治偏风。 去壳，取油涂纸，烧烟熏之，治舌上出血及喉痹舌肿等症。 一切肿毒，痛不可忍，研敷立止。

禁用内服。服之不得食豆，犯之胀死。

怪症：两乳细小如肠，垂过小腹，痛不可忍，名乳悬。用蓖麻子贴顶，再煎芎归汤频服，并此二味烧烟吸之。

## 常 山

畏石乳①。忌葱、菘菜。伏砒石。

辛、苦、寒。有毒。入足厥阴经气分。能引吐行水，祛老痰积饮，截诸疟必效。

① 石乳：疑为“乳石”（即钟乳石）互乙。考《证类本草》常见畏玉札，非乳石。

配小麦、竹叶，入心，治温疟。散心火。　配乌梅、穿山甲，入肝。　配草果、槟榔，入脾。　配秫米、麻黄，入肺。　配龙骨、附子，入肾。　佐丹砂，劫诸疟。　佐甘草，治肺疟。一吐而愈。　佐大黄，治热疟。一利而愈。　佐川连，治久疟。　佐槟榔，治瘴疟。入膜原，除疟之窠。　佐乌梅，治肾疟。

生用则吐，熟用稍缓。酒浸一宿，日干，甘草水拌蒸，或栝蒌汁拌炒用，或醋拌炒。

疟非瘴气、积痰而成者禁用。非好酒浸透炒熟，禁用。恐令人吐。

## 蜀漆 即常山苗

桔梗为之使。栝蒌为之使。恶贯众。忌葱、茗。

辛、苦、温。有毒。入手足厥阴经。其气升散，其性飞腾，能开阴伏之气，能劫蓄结之痰。破血行水，消痞截疟。

得煅云母、龙骨，治牝疟独寒不热。　得牡蛎粉、麻黄、甘草，治牡疟独热不冷。　配大黄、葶苈子，疗心下伏瘕。

甘草拌蒸。生用性升，炒炭稍缓。

胃虚，老幼虚弱，二者禁用。

## 藜　芦

黄连为之使。畏葱白。恶大黄。反人参、沙参、紫参、丹参、苦参、细辛、芍药。

辛、苦、寒。吐上膈风涎，暗风痫病，去积年脓血泄痢，杀诸虫毒，去死肌，服之吐不止，饮葱汤即止。又能通顶，令人嚏。

得雄黄蜜调，点鼻中息肉。　和猪脂调，敷反花恶疮。

晒干研末，入麝香少许，吹鼻，治诸风头痛。或入黄连末少许。

生用令人恶吐。去头，糯米泔浸，煮透晒干用。气血虚者禁服。

## 附子 俗呼黑附子

地胆为之使。畏防风、甘草、人参、黄耆、黑豆、绿豆、乌韭、童溲、犀角。恶蜈蚣。忌豉汁。

大辛，大热。有大毒。入手少阴经，通行十二经络。主六腑沉寒，回三阴厥逆。雄壮悍烈之性，斩关夺门之气，非大寒直中阴经，及真阳虚散几脱，不宜轻用。

引补气药，追复失散之元阳。　引补血药，滋养不足之真阴。　引发散药，驱逐在表之风寒。　引温暖药，祛除在里之冷湿。　得蜀椒、食盐，下达命门。配干姜，治中寒昏困。　配黑山栀，治寒疝诸痛。配生姜，治肾厥头痛。　配肉果粥丸，治脏寒脾泄。　配白术，治寒湿。　配半夏、生姜，治胃中冷痰。　配泽泻、灯心，治小便虚闭。两尺脉沉微者可用。　配煅石膏等分为末，入麝香少许，茶酒任下，治头痛。　合荆芥，治产后瘛疭。生用为宜。若血虚生热、热生风者，投之立毙。　合肉桂，补命门相火。

童便浸，粗纸包煨熟，去皮、脐，切块，再用川连、甘草、黑豆、童便煎汤，乘热浸透，晒干用。或三味煎浓汁，去渣，入附子煮透用。回阳，童便制。壮表，面裹煨。亦是一法：或蜜炙用，或蜜煎用。

中其毒者，生甘草、犀角、川连，煎汤服之可解。

怪症：两足心凸肿，头黑硬如钉，胫骨生碎孔，骨髓流出不止，身发寒颤，但思吃酒，不想饮食，此肝肾冷热相吞也。用制附子研末调涂，内服韭子汤，效。

世人仅见阳虚无热者，投之有起死之功，而不知阴虚火动者，下咽无救死之法。何竟以附子为补剂，虚弱者非此不可？因见水亏火炎，滋阴多不见效，动以为寒凉伤胃，温补可除大热，必须参、附，然后见功。凉补既久，暂投一二，或者暂觉爽健。岂知内火一起，变害非常，即使复进凉补，求日前之安泰而不可得。又见伤寒阳证，时疫火症，大半手足厥逆，舌苔粉白，喜热饮，大恶寒凉，错认为内真寒、外假热，进附、桂以助命门之火，且曰浮游之火，附、桂引之，而火自归元，因之枉杀人命，不可胜指。

## 川乌头 即附子母

远志、莽草为之使。畏饴糖、黑豆、冷水。恶藜芦。忌豉汁。反半夏、栝蒌、贝母、白敛、白及。伏丹砂、砒石。

辛，热。有大毒。除寒湿，行经散风，助阳退阴，功同黑附子而稍缓。

黑附子回阳逐寒，川乌头温脾去风。　配桑白皮，煎干捣丸，治阴水肿满。忌油腻酒面鱼肉。　配生栀子研，治湿热寒郁，心腹冷痛，疝气。加炒茴香葱酒下，更效。

制法与附子同。

## 侧子 一名漏篮子

畏、恶与附子同。

辛，大热，有大毒。主发散四肢，充达皮毛，为治风之药。

附乌头而上出者为侧子，散生最小者为漏篮子。

制法与附子同。

## 天　雄

远志为之使。恶腐婢。忌豉汁。

辛，热，有大毒。通九窍，利皮肤。治风痰冷痹，发汗，又能止阴汗，亦风家之要药。

始种不生附子、侧子，经年独长大者，为天雄。制法与附子同。

## 草 乌 头

畏、恶、反、使，与川乌头同。

辛，热，有大毒，为至毒之药。非风顽急疾，不可轻用。

得巴豆，捣点疔毒。根自拔出。　用醋熬膏，贴疔毒。次日根出。

野生于他处者为草乌头。或生用，或炮用，或以乌大豆同煮去其毒，或以豆腐同煮透亦可。

连茎捣，滤汁晒干取膏，名射罔，作毒箭以射禽兽，十步即倒。中人亦死，宜速解之。中射罔毒，以甘草、蓝汁、小豆叶、浮萍、荠苨、冷水解之。

## 白附子

得火良。

辛、甘，大温，有小毒。入足阳明经气分。能引药势上行。逐风痰，驱寒湿。一切头面百病，心痛血痹，阴囊湿痒，急慢惊风，痘疮风寒不解，四肢头面不起者，用以散解甚效。

配南星、半夏，生研猪胆，丸，治小儿暑风痰迷搐搦。　配僵蚕、全蝎，等分，生研为末，热酒下，治中风口㖞。　配藿香，等分为末，米饮下，治小儿吐逆不止。

炮用。

脾虚慢惊，阴虚中风，二者禁用。

## 天南星 即虎掌

得火、牛胆良。蜀漆为之使。畏附子、干姜、防风、生姜。恶莽草。伏雄黄、丹砂、焰硝。

辛、苦、温。有毒。入手足太阴经。主风痰之流滞，半夏走肠胃，南星走经络。祛四肢之麻痹。散血攻积，下气堕胎。敷疥癣疮毒，并蛇咬损伤。

得防风，治麻木。　配川柏，使下行。　配苍术、生姜，治痰湿臂痛。　配荆芥、姜汁，治风痰头痛。配石菖蒲，涂口㖞舌糜。　佐天麻，疗吐泻惊风。　君琥珀、朱砂，除痰迷心窍。

配冰片，等分，五月五日午时合之，以指粘末揩牙齿左右，开中风口噤目瞑，无门下药，危症。白矾汤或皂角汁浸三日夜，晒干，再酒浸一宿，蒸至不麻而止，或生姜渣、黄泥包煨熟，去泥焙用。得火炮则不毒。

虚痰、燥痰禁用。

造南星曲法：以姜汁、矾汤，和南星末作小饼子，安篮内，楮叶包盖。待上黄衣，乃取晒收之。

造胆星法：以南星生研末，腊月取黄牯牛胆汁和匀，纳入胆中，悬风处干之。年久者弥佳。

虽曰南星主风，半夏主湿，然湿痰横行经络，壅滞不通，至语言费力，身手酸疼者，惟南星为能，合诸药开导其痰，而湿气顿消。其有湿生火、火生痰，痰火相搏而成风象，口眼㖞斜，手足瘫痪，诸症悉见者、惟半夏为能，从清火之剂，以降其湿，而风痰悉化。总在用之者得当耳。

## 半　夏

射干、柴胡为之使。畏生姜、干姜、秦皮、龟甲、雄黄。恶皂荚。反乌头。忌海藻、羊肉、羊血、饴糖。

辛，温，有毒。入足太阴、阳明、少阳经气分。利窍和胃，而通阴阳，为除湿化痰、开郁止呕之圣药。发声音，救暴卒，治不眠，疗带浊，除瘿瘤，消痞结，治惊悸，止疟疾。

配秫米，和营卫。湿去故也。　配猪苓、牡蛎，治梦遗。　配白敛，治金刃入骨。　入苦寒药，能散火。辛以散之。　入气分药，和中气。湿气去，中气和。　入阴分药，散郁热。辛以散之。佐滋阴药，能开燥。湿热下行，则脏腑润。佐竹茹，治惊悸。痰聚经络则心惊。佐姜仁，治邪热结胸。佐芩、连，治火痰、老痰。佐姜、附，治寒痰、湿痰。研末吹鼻，治五绝。并治产时子肠先出、产后不收者，名盘肠产，频嗃鼻中则上也。

皂荚、白矾煮熟，姜汁拌制。如惊痰，胆汁拌炒用。

亦可造曲：湿痰，姜汁白矾汤拌和造。风痰，姜汁、皂荚汁拌和造。火痰姜汁、竹沥拌和造。寒痰，姜汁、白芥子末拌和造。

肺病咳嗽，痨瘵吐痰，阴虚血少，痰因火动，孕妇、配生姜则无害。汗家、渴家、血家，并禁用。

## 蚤休 一名紫河车，一名草甘遂，一名白甘遂

伏雄黄、丹砂、硼砂及盐。

苦，寒，有毒。入足厥阴经。治惊痫癫疾，疟疾寒热，及阴蚀痈肿，瘰疬蛇毒。

研末冷水服五分，治小儿胎风，手足搐搦。

洗净焙用。醋磨，敷痈肿蛇毒甚效。

此系毒草，不可轻服。

## 射干 一名乌扇，一名乌翣，又呼紫蝴蝶根

辛、苦、微寒，有毒。入手太阴，兼足厥阴经气分。泻上焦实热，降厥阴相火。行肝脾之积痰，则结核自消；散心脾之老血，则癥瘕自除。利大肠，除疟母，

捣汁疗喉痹不通，治阴疝刺痛。

得杏仁、北五味，稍加麻黄，治喉中水鸡声。 配萱草根、白蜜，捣敷乳痈初肿。 配黄芩、桔梗、生甘草，治喉痹。 射干花、山豆根阴干为末，吹咽喉肿痛神效。

采根切片，米泔浸一日，簟竹叶同煮半日，日干用。取汁和醋荡喉，引涎。

虚者禁用。

## 玉　簪

甘、辛、寒，有毒。用根捣汁，解一切诸毒，下一切骨哽。

涂消痈肿。妇人乳痈初起，但取根擂酒服之，仍以渣敷肿处即消。亦可取牙落齿。

凡服不可着牙齿，能损牙齿也。

## 凤仙花 一名金凤仙，一名染指甲草。根、叶

甘，温。活血，消积。治腰胁引痛不可忍。

**根、叶**

苦、甘、辛。有小毒。散血通经，软坚透骨。化诸骨哽，及误吞铜铁。涂杖疮肿痛。

## 急性子 即凤仙花子

微苦，温，有小毒。通窍、透骨、软坚。下骨哽，开噎膈。

微炒用。

服者不可着齿。多用亦戟人咽。

## 芫　花

得醋良。决明为之使。反甘草。

辛、苦，温。有毒。入手太阴经。逐水饮痰癖，从至高之分，而直达下焦。治五水在五脏，皮肤胀满，喘急咳嗽，胸胁腰痛。并疗风痹瘴疟，亦可毒鱼。五水者，风水、皮水、正水、石水、黄汗也。

得朱砂，蜜丸枣汤下，治久疟结癖。　配椒目，等分烧末水服，治酒疸、尿黄，心懊痛，足胫满。　配大枣、芒硝，治水肿支饮。　青布浸汁覆胸，治天行烦乱。　捣汁浸线一夜，可系落痔疮。

数年陈久者良。以醋煮十余沸，去醋，水浸一宿，晒干用，则毒灭。或以醋炒者次之。

少用取效甚捷，多用损人真元。

虚者误服，必致夭折。

## 荛　花

苦、辛，微寒。有毒。能下十二经水，荡涤胸中邪癖。治咽喉肿痛，顽痰咳逆。

炒令赤色用。

气血弱者禁用。

# 得配本草卷之四

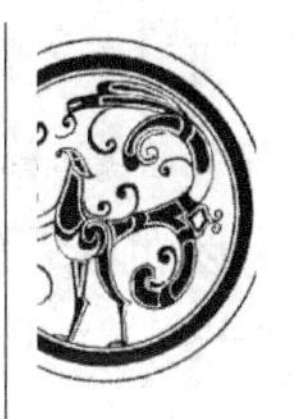

澹宁施雯文澍
姚江　西亭严洁青莲同纂著
缉庵洪炜霞城



## 草部 蔓草类三十七种

### 菟丝子

得酒良。薯蓣、松脂为之使。恶雚菌。

辛、甘、平。性温。入足三阴经血分。禀中和之气，凝正阳之性，温而不燥。益精髓，坚筋骨。治鬼交泄精，尿血余沥，赤白带浊，腰疼膝冷，去风明目，止泻固精。

得玄参，补肾阴而不燥。　配熟地，补营气而不热。　配麦冬，治赤浊。　配肉豆蔻，进饮食。胃暖则开。　佐益智仁，暖卫气。　使车前子，治横生。　调鸡子白，治目暗。

米泔水淘洗，酒浸四五日，蒸晒四五次，研作饼，焙干用。补肾气，淡盐水拌炒。暖脾胃，黄精汁煮。暖肌肉，酒拌炒。治泄泻，酒米拌炒。

孕妇，其性滑。血崩，温能行血。阳强，便结，肾藏有火，阴虚火动，六者禁用。

天碧草子形相似而味酸涩，不宜入药。此物无根，假气而生。元精衰者，以此补之，所谓以假治假也。惟茎中寒、精自出者，用此温补之品，精得所养而自止。若缘虚火流遗，服之水益无定，愈补而愈溢矣。

## 五　味　子

苁蓉为之使。恶葳蕤。胜乌头。

皮肉甘、酸，核苦、辛，其性皆温。入手太阴经血分，兼入足少阴经气分。敛肺经耗散之气，归肾脏散失之元。收瞳子之散大，敛阴阳之汗溢。退虚热，止烦渴，定喘止嗽，壮水镇阳。

佐半夏，治痰。　佐阿胶，定喘。　佐干姜，治冬月寒嗽。　佐参、耆，治夏季困乏。　佐蔓荆子，洗烂弦风眼。　佐麦冬、五倍，治黄昏咳嗽。　合吴茱萸，治肾泄。即五更泻。　入醋糊为丸，治胁背穿痛。

黄昏嗽，乃火气浮入肺中，不宜用凉剂，宜五味子、倍子敛而降之。痨嗽，宜用北者。风寒，宜用南者。滋补药，用熟。治虚火，用生。敛肺，少用。滋阴，多用。止泻，槌碎。益肾，勿研。润肺滋水，蜜可拌蒸。

多用遏抑经道，则元气不畅，郁而为火。嗽痢初起有实火者禁用。

仲景八味丸去附子、入五味子，以收摄真元，俾丹田暖热，熟腐五谷，最为稳妥。盖肾藏精，精盛则火得所养而不散，较附子之助火以涸水，相去天渊。

## 覆盆子 叶

甘、酸、温。入足少阴、厥阴经。止肾脏之虚泄，疗肺气之虚寒。补肝脏，明耳目，壮阳治痿。

得益智仁，治小便频数。 佐破故纸，治阳事不起。

去皮蒂，酒煮用。

戒酒、面、油腻。

叶

研细末，绵裹，浸人乳，点青盲目暗，能使视物如常。

## 使君子

甘，温。入足太阴、阳明经。除食热，疗疳虫。健脾胃，止泄痢。治白浊，利小便。

配芦荟，治脾疳。

去壳，或生、或熟听用。杀虫，宜上半月空腹拌青糖食之，即其壳煎汤送下。

无食积者禁用。服此忌食热物、热茶，犯之即泻。

## 木鳖子

忌食猪肉。

苦，寒，有大毒。入手阳明经。治疳积，消痞块，疗泻痢，通大肠。宜外用，勿轻服。

和黄柏、芙蓉叶，捣敷阴疝。 得肉桂，敷脚气肿痛。

喉痹肿痛，醋磨漱之，以吐痰涎。痈肿痔疬，醋磨敷之，以解热毒。

油者勿用。研搽阴户，逐狐魅。桐油搽之，狐亦遁。

若服之，中其毒，立即发噤而死。用子一枚切片，好酒一碗煎透，去木鳖饮之，治疯犬伤，亦无碍。

## 番木鳖

苦，寒，消痞块，散乳痈，治喉痹，涂丹毒。

配豆根、青木香，吹喉痹。　配木香、胆矾末，扫喉风。

水磨切片，炒研。或醋、或蜜调，围肿毒。消阴毒，加藤黄。

勿宜煎服。

## 马兜铃

苦、辛、寒。入手太阴经气分。止嗽降气。嗽久肺气热，以此凉之，气降而嗽止。

得甘草，治肺气喘急。　烧烟，熏痔瘘䘌疮。　咽中如梅核，吐不出，咽不下，心下闷热，煎服一两即愈。名梅核痰。

去膈膜，取净子炒用。

汤剂中用多亦作吐。肺挟虚寒者禁用。

## 独行根 即兜铃根，一名土青木香

用二三两捣烂，蛛网裹，敷疔，其根即出。 阴子肿痛，其汁冲酒服立效。

有毒，不可多服，吐利不止。

## 预 知 子

苦，寒。治天行温病，利小便，治痰癖，催生杀虫。

配雄黄、乳香，治厉风。

## 牵牛子 即黑白丑

得干姜、青木香良。

辛，热，有毒。入手太阴经气分，兼能下达命门。治气分之水胀，利大肠之风秘。走经络，消结痰，破血下胎。

得皂角，治痰壅肠结。 得川楝子，治湿热便闭。精隧阻塞则二便闭，加穿山甲、茴香更有力。

淘去浮者，酒拌蒸熟，晒干，碾去皮麸，取头末用。亦有半生、半熟用者。

辛热雄烈，泄人元气。病在血分，脾胃虚弱而痞满者，禁用。

## 凌霄花 即紫葳

甘、酸、微寒。入手足厥阴经血分。能去血中伏火。治产乳余疾，崩中，癥瘕血闭，寒热，及血热生风之症。

浸好酒，治粪后血。 调鲤鱼胆，搽阴户疮。

童便拌蒸用。

不可近鼻，闻之伤脑。血虚者禁用。以其破血也。

## 蔷薇根 即营实墙蘼

苦、涩而冷。入手足阳明经。除风火湿热，疗遗尿血痢，治喉痹疮癣，能生肌杀虫。

根白皮煎汁含漱，治牙痛口糜。

酒净，捣汁冲药。

## 营实 即蔷薇子

酸，微寒。入阳明经，治上焦有热好瞑，疗疮疽，利关节。

佐枸杞子、地肤子，治眼热昏暗。

## 月季花 一名月月红

甘，温。活血。敷毒，治痘疮。触经秽而变色。采子含，痛牙立止。

## 栝楼 一名瓜蒌

枸杞为之使。畏牛膝、干漆。恶干姜。反乌头。

甘，寒。润下。入手少阴经络。荡涤胸膈之邪热，消除肺经之结痰。润肠胃，疗乳痈。降上焦气逆，止消渴喘嗽。

得赤小豆，治肠风下血。 得乌梅，治咳血。 配葱白、神曲，治酒澼呕吐。 配青黛、香附，治妇人夜热。 佐川连，治便毒。 佐枳实，治结胸。 取汁和蜜，入朴硝少许，治时疾狂闷发黄。

通大便，研酒调下，或炒香酒下。恐滑肠，去油用。咳嗽，明矾制，或蛤粉和炒。

气味悍劣，善动恶心。中气虚者禁用。

## 天花粉 即瓜蒌根。茎、叶

枸杞为之使。畏牛膝、干漆。恶干姜。

甘、微苦、酸，微寒。入足太阴，兼手少阴经。内走经络，解时热烦满。清肺火，降膈痰，止消渴，润干燥，消痈肿，长肌肉，利小便，治黄疸，除酒毒，疗热疝。

得乳香，治乳痈。 得白蜜，治发黄。 配牡蛎为散，治百合病渴。 配淡竹沥，治伤寒烦渴。 配赤小豆，敷痈毒。 入辛酸药，导肿气。 入滋补药，治消渴。

胃虚湿痰，亡阳作渴，病在表者，禁用。虽渴亦勿用。

**茎、叶**

酸，寒。专治中热伤暑。

## 王瓜根 即土瓜。子

苦，寒。入手足阳明经。治热病，疗黄疸，通经利便，下乳散痈。

配白石脂、桂心、菟丝子、牡蛎，治肾虚溲如泔。

配黄酒，通乳汁。 取汁和伏龙肝，治发斑。

虚者禁用。

**子**

酸、苦，平。入手太阴、阳明经。

佐地黄、川连，治下血。

## 葛根 葛花

甘、辛，凉。入阳明，兼入足太阴经气分。少用，鼓胃生津止渴。多用，解肌发表退热。治阳明头痛，烦热呕逆，解酒毒，治温疟。

得葱白，治阳明头痛。 佐健脾药，有醒脾之功。佐粟米，治热渴虚烦。 同升、柴，有散火之力。阳气郁于脾胃者，状如表症，而饮食如常。

生葛汁解温病，并治大热吐衄。如无鲜者，滚水泡绞汁冲服。

多用伤胃气。升散太过。太阳病初起勿用。误用引贼破家。表虚多汗，痘疹见点后，俱不宜用。

**葛花**

辛、甘，入足阳明经。消酒积，去肠风。

因酒已成弱者禁用。

## 天门冬

地黄、贝母、垣衣为之使。畏曾青、浮萍。忌鲤鱼、铁器。制雄黄、硇砂。

甘、苦，寒。入手太阴、足少阴经气分。清金降火，滋阴润燥，治嗽消痰，祛烦解渴。疗肺痈，止吐血。除足下热痛，虚劳骨蒸。麦冬清心降火，天冬滋肾助元，其保肺阴则一也。

得紫菀、饴糖，治肺痿咳嗽。 得乌药，治小肠偏坠。 得川贝，止吐血。 配花粉，治痰热结胸。 配人参，定虚喘。 佐玄参，治口疮。 佐熟地，补肾水。

去心皮，酒拌蒸，晒用。服此误食鲤鱼者，浮萍汁解之。

脾胃虚寒者禁用。

## 百 部

甘、苦、微温。入手太阴经气分。润肺气，止咳嗽，杀疳蛔及寸白诸虫，疗疥癣及虫蚕咬毒。

配生姜，治寒嗽。 配秦艽，熏衣去虱。 捣取汁，和蜜煎如饴，治三十年嗽。

竹刀劈，去心、皮、花，酒浸焙用。

热嗽、水亏火炎者禁用。

## 何 首 乌

茯苓为之使。忌葱、蒜、萝卜、诸血、无鳞鱼，又忌与燥热药同用。伏朱砂。

苦、涩、微温。入足厥阴、少阴经血分。养血补肝，固精益肾。健筋骨，乌髭发，除腹冷，祛肠风，疗久疟，止久痢，泻肝风，消瘰疬痈肿。治皮肤风痛，姜汁调敷，文火熨之，三次自愈。

配胡麻，治疠风。 佐牛膝，治软风。 研末，津调封脐中，止自汗。 和艾叶煎浓汁，洗疥癣。

白者入气分，赤者入血分。勿犯铁器，泔浸，竹刀刮去皮切片，以黑豆拌，蒸晒九次用。

生平阳泥土者，服之血塞，令人麻木。



## 萆　薢

薏苡为之使。畏前胡、柴胡、牡蛎、大黄、葵根。

甘、苦、平。入足阳明、厥阴经气分，去风湿而固下焦，能治周痹痈缓，关节老血，膀胱宿水，阴痿失溺，便时茎痛，白浊如膏，及痔瘘恶疮。

得石菖蒲、益智仁、乌药，治白浊频数。 佐杜仲，治腰脚痹软。 佐旋覆花、虎头骨，治头痛发汗。

拌盐炒服，治小便数痛。腐物热毒流入小肠故也。与淋症涩痛不同。利小水，盐水炒。去风湿，酒拌炒。小便自利，及无风湿而有前症者，皆禁用。

小便混浊，病有不同。或阴火炽盛于肠胃，或热邪郁结于膀胱，或肾水不足而肾气不能化，若以萆薢燥湿之剂投之，则火愈烈而水益亏，浊者愈浊矣。惟肠胃中风湿内郁而溺浊者，服萆薢分清饮始效。

## 土茯苓 一名土萆薢，一名仙遗粮

忌茶茗、铁器、发物及牛羊鸡鹅鱼肉、烧酒、发面、房劳。

甘、淡。入足阳明、厥阴经气分。理浊分清，去风除湿。专疗恶疮痈肿。

解汞粉、银朱毒。恶疮，即杨梅毒疮。

## 白　蔹

代赭石为之使。反乌头。

甘、苦、微寒。杀火毒，散结气。治阴肿带下，肠风痔漏，瘰疬痈肿，生肌止痛。

得藜芦为末，酒调敷痈肿。　配白及，治金疮出血。

## 山豆根

苦，寒。入手太阴、少阴经。泻实热，解痘毒，清咽喉，降心火。疗人马急黄，止腹痛下痢。治诸疮疡，解诸药毒。蛇犬蜘蛛伤者，俱可捣敷。

同橘皮，治霍乱吐痢。　同白药子，治喉风急症。龈肿齿痛，捣汁含咽。

虚火炎肺、咽喉肿痛者禁用。

## 黄药子

苦，平。凉血降火，消瘿解毒。治产后时疫热狂。

配红花，治血晕。　配防已，治吐衄。风热去，血自止。

浸酒饮。

## 白药子

辛，凉。散血降火，消痰治渴。解毒，吐天行热病。

煅炭，糯米饮送，治吐血不止。加朴硝，吹喉中热塞。

## 威灵仙

忌茶、面汤。

苦，温。入太阳经，兼达十二经络。宣五脏，通经脉，去腹中冷滞，行胸中痰水。治疟疾，祛肠风，疗折伤，除癥积。周身风注酸疼，痘后两手肿痛，惟此实为要药。

配鸡冠花，治肠风泻血。　佐木瓜，治腰脚病。佐川乌、五灵脂，治手足麻。　佐补气药，为宣通气道之助。　合炙龟甲，治临产交骨不开。

醋、酒、童便俱可炒用，随症制之。其色深黑，如黄若白者，不堪用。

气虚血弱者禁用。疏脏腑真气。

怪症：手足指尖疼痛异常，久则十指俱落。此过服凉剂，致四肢受火郁之结而然。用灵仙酒调敷，内服清火利水之药而愈。病后十指流水不止者，亦用此法治之。

## 茜草

畏鼠姑。制雄黄。

苦，凉。入足厥阴经血分。行血通经。除霉毒，疗乳痈。

配黑豆、炙甘草，煮，治血渴。　配石榴皮，治脱肛。　佐乌梅、生地，治鼻衄不止。　佐阿胶、侧柏，疗妇人败血。

勿犯铅、铁器。酒炒，行血。童便炒，止血。

血虚吐衄，泄泻不食，二者禁用。

## 汉防己

殷孽为之使。畏萆薢、女菀、卤碱。恶细辛。杀雄黄、消石毒。

苦、辛、寒。足太阳本药。行十二经络，泻下焦血分湿热。祛风水，除温疟，退痈肿，疗虫疮。

得葵子，通小便淋涩。　配知、柏，去下焦湿肿。配桃仁，治大便秘。　佐胆草，治胁痛。　使胆星，治热痰。　合威灵，治肩臂痛。

心与花大黄色者真。

去风，用木防己。治水，用汉防己。酒洗，同车前根蒸熟用。

热在上焦勿用。防己下焦药。气分风热，小便不通，元气虚弱，阴虚内热，病后虚渴，皆禁用。

## 通草 古名通脱木

甘、淡、微寒。入手太阴、足阳明经气分。泻肺气，利阴窍，下五淋，通乳汁。能使经络流行，营卫通畅。以能开厥阴之关也。

佐琥珀、茯苓，泻火利水。

中寒者勿用。

## 木通 古名通草。节

苦、淡、平。入手厥阴、手足太阳经气分。泄三焦之邪热而归小肠，通九窍之血脉而利关节。治水肿浮大，疗君火上炎，催生下乳，退喉痹，去脾疸，理鼻齆，开耳聋，散痈肿。

配生地黄、炙甘草、竹叶，治心热尿赤。

肾气虚，心气弱，汗不彻，口舌燥，孕妇，皆禁用。

此药昔所不用，以其大泄心肾之气。素染虚证，或病久气血两亏者，用之元气衰脱，多无救药。

节

酒洗晒干，治痘后发痈。

## 钩 藤 钩

甘、苦，微寒。入手足厥阴经。平肝风，除心热，祛肝风而不燥。小儿客忤瘛疭，大人头旋目眩，能通心胞于肝木，风静火息，则诸症自除。相火为病者，可用以为使。

得硝石、炙甘草，治惊热。 得甘草，治惊痫。配紫草，发斑疹。

纯用钩力大，久煎力薄。

## 络 石

杜仲、牡丹为之使。畏贝母、菖蒲。恶铁落。杀殷孽毒。

苦，温。入足厥阴经气分。强筋骨，利关节，疗风热痈肿。

配射干、山栀，治毒气攻喉。 配参、苓、龙骨，治白浊已甚。肾虚土邪干之，谓之土淫，如冬则土坚水清，夏则土燥水浊也。俾水火既济，源洁而流自清矣。

贴石而生，或生于墙。叶如茶匙，有尖叶、圆叶，功用相同。

洗净，甘草汤浸，晒干用。

络木生者勿用。

## 木莲 一名木馒头，一名薜荔。叶、藤

甘、酸、寒。入手太阳、足阳明经血分。下乳消肿，固精止血。得小茴香，治阴溃囊肿。

配茯苓、猪苓，治大肠脱下。 配棕皮炭、粉草，治酒痢。 入猪前蹄煮食，通乳汁。

揩去毛，研细，黄酒温服，治痈疽。用四十九个。活血，生用。止血，煅用。

**叶**

捣汁，和蜜饮数升，治发背，以渣敷之，必愈。

**藤**

捣汁，涂白癜风、疬疡、恶疮、疥癣。

## 忍冬藤花 一名金银藤

伏硫，制汞。

甘，平、微寒。入足阳明、太阴经。去风火，除气胀，解热痢，消肿毒。

得黄耆、当归、甘草，托痈疽。 得粉草，解热毒下痢。 研末调糖常服，能稀痘。 研烂拌酒，敷疮毒。 煎取浓汁和温酒服，治五种尸疰。飞尸，游走皮

肤，洞穿脏腑。遁尸，附骨入肉，攻凿血脉。风尸，淫跃四末，不知痛之所在。沉尸，缠结脏腑，冲引心胁。尸注，举身沉重，精神错杂。

藤、叶，皆可用，花尤佳。酒煮服，捣汁和酒饮亦可。人将痈毒，半载前常口燥思饮水，食过即饥，宜先服净银花膏解之。

## 天仙藤

苦，温。入足太阴经气分。流气活血。治风劳心腹疼痛。配香附、乌药、陈皮、炙甘草，等分为末，治妊妇水肿。

配片子姜黄、制半夏，治痰注臂痛。　同麻黄，治伤寒发汗。　同大黄，堕胎气。

治湿气，姜汁炒。行气利水，酒拌炒。

气血虚者禁用。

# 草部 水草类七种

## 泽泻

畏海蛤、文蛤。忌铁。

甘、淡、微咸。入足太阳、少阴经气分。走膀胱，开气化之源。通水道，降肺金之气。去脬垢，疗尿血，止淋沥，收阴汗，消肿胀，除泻痢。凡痘疮小便赤涩者，用此为宜。

配白术，治支饮。　配薇衔、白术，治酒风。

健脾，生用或酒炒用。滋阴利水，盐水炒。多服昏目。

肾虚者禁用。

怪症：口鼻中气出。盘旋不散，凝如黑盖。过十日，渐至胸肩，与肉相连，坚胜金石。无由饮食，多因疟后得之。用泽泻煎服三碗，连服四五日，自愈。

小便不通，用泽泻之类利之。岂知膀胱癃秘，有不一而治者。如肺气虚，虚则气上逆，逆则溺短而涩，病在上焦气分，用茯苓、泽泻、车前理水之上源，则下便自利。若火邪烁于肺金，心火移于小肠而小水不利，宜黄芩、麦冬之品清之。有膀胱本寒，虚则为热，病在下焦血分而溺水不通，宜用知、柏去膀胱之热，桂心开水道之窍。有肾水亏而阴火下降，尿管涩、茎中痛者，宜二地、二冬，滋阴补肾以利之。再有宿垢结于大肠，大便不通，致小便不行者，但当通其大便，则小水不治而自利。泽泻、车前，更为不宜。淡渗之剂，宁容概施乎？

## 蒲蒻 一名蒲笋

甘，寒。去燥热，利小便，止消渴，和血脉。疗妊娠劳热，治胎动血崩。

配粟米煮食，治热毒痢。

蒲初生中心白者，曰蒻，可煮汁煎药。

## 蒲　黄

甘，平。入手足厥阴经血分。凉血活血。专治一切血病，心腹诸痛，兼除癃秘遗精，止儿枕痛，敷舌肿满。

得五灵脂，治少腹诸病。　配阿胶、生地汁，治口耳大衄。急以帛系两乳，止乃已。

行血，生用。止血，炒黑。

勿犯铁器。

## 水　萍

辛，寒。入手太阴经。发汗，祛风，利水。治一切风热肿毒，风湿麻痹，无名风疾，及脚气扑伤。

佐犀角、钩藤，治夹惊伤寒。　佐四物、黄芩，治身体虚痒。　入鲤鱼腹内，麻油、酒煮，治杨梅疮初发。　研烂，入冰片少许，贴眼上，治胬肉攀睛。

紫背者佳。拣净，以竹筛摊晒，干用。取鲜者煮汁，浴遍身风疾恶疮。烧烟，辟蚊。

发汗胜于麻黄。血虚肤燥，服之血涸则死。气虚风痛，服之汗出不止。二者禁用。

## 海　藻

反甘草。

苦、咸，寒。软坚泄热。消瘿瘤，止癫疝，辟鬼邪，除浮肿，去痰饮，通淋闭。

得甘草，治瘰疬马刀。反者并用，其功益烈。　配僵蚕，治蛇盘瘰疬。

淡白酒洗去盐水，再用生乌豆、紫背天葵同蒸，晒干用。

用之不当，令人瘦削。

### 海　带

咸，寒。治水病，去风湿，消瘿瘤，催产难。

### 昆　布

咸，寒。软坚破结，利水消肿。除癀疝，去顽痰，治瘿瘤。

配海藻，治项下卒肿。

洗净用。

## 草部 石草类十种

### 石菖蒲

秦皮、秦艽为之使。恶麻黄、地胆。忌饴糖、羊肉、铁器。

辛、苦、温。入手少阴、足厥阴经气分。宣五脏，通九窍。温肠胃，治霍乱，疗湿痹，愈疮疥，止心痛，祛头风，辟鬼杀虫，皆其通气之力也。

灌生汁，苏鬼击。　浴浓汤，治温疟。　配白面，治肺虚吐血。　配破故纸，治赤白带下。　配蛇床，搽阴汗湿痒。　佐四君，治下痢噤口。　佐犀角、地黄，治神昏。热邪去，则胞络清。　掺黑猿猪心蒸食，治癫痫。

生溪间者不可用。种于瓦器中，一寸九节者佳。

取鲜者洗净去毛，木器捣碎，犯铜铁令人吐逆。治痢，米泔浸蒸熟用。治风，桑枝同蒸。通心气，蜜炒捣汁服。解巴豆、大戟毒。

心喜散而恶塞，亦喜敛而畏散。石菖蒲实心脏所大忌也。苟非确见心气之结，不宜轻用，用亦不过为诸药之使，五六分而止。

## 石斛 即金钗石斛

陆英为之使。畏僵蚕、雷丸。恶凝水石、巴豆。

甘、淡、微寒。入足太阴、少阴，兼入足阳明经。清肾中浮火而摄元气。除胃中虚热而止烦渴。清中有补，补中有清，但力薄，必须合生地奏功。

配菟丝，除冷痹。精气足也。　佐生地，厚肠胃。湿热去也。虚寒者用之，泄泻不止。　佐以川芎搐鼻，治睫毛倒入。　使以生姜煎服，治阴湿余沥。

光泽如金钗股，短、中实、味甘者佳。盐水拌炒，补肾兼清肾火、清胃火，酒浸亦可，熬膏更好。

长而中虚、味苦者为木斛，用之损人。

## 钗　斛

苦，寒。入足阳明、太阴经。胃火炽盛，嘈杂善饥，营中蕴热，烦闷多汗，大有清解之功。

## 骨碎补 一名猴姜

忌羊肉、羊血、芸薹菜。

辛、苦、温。入足少阴经。坚肾固齿。治耳鸣久泻，痿痹折伤，去骨中毒风。

佐六味煎服，疗齿痛。　入猪肾煨食，治久泻。

烧炭存性，米饮或酒服，治肠风失血。

瓦锅慢火炒黑为末，擦齿痛出血神效。

去毛，蜜拌蒸晒。擦齿，炒黑。敷伤处，粥调。

## 石韦 一名石皮

得菖蒲良。滑石、杏仁、射干为之使。制丹砂、矾石。

甘、苦、微寒。入足太阳，兼入手太阴经。通膀胱，清肺火。治淋沥遗溺，疗痈疽发背。

配槟榔、姜汤，治气热咳嗽。　配滑石末，治淋痛。

去黄毛、梗，微炙。治发背，酒调服。除烦热，羊脂炒。黄毛射人肺，令人咳，不可疗。

真阴虚者禁用。

## 金星草 一名七星草

制三黄、砂、汞、矾石。

苦，寒。凉血解热，通淋。制药毒。

配干姜，治热毒下血。

其星可敷脚膝烂疮。

年老者禁用。

## 景天 一名慎火草

煅朱砂。

苦、酸、寒。有小毒。入手少阴经。解热毒，祛游风，治赤眼，疗带下。

配盐捣汁，涂风疹。　入醋捣，涂丹毒。

## 佛甲草 俗呼佛指甲

甘，寒。微毒。贴汤火伤。

配酒浆调，敷疮毒。已溃者勿用。

## 石胡荽 一名鹅不食草

制砒石、雄黄。

辛，温。入手太阴经气分。利九窍，吐风痰，除痰疟，散痧疹，顺二便，拔肢毒，落瘜肉，治金疮。

配穿山甲、归尾，捣敷一切肿毒。　佐青黛、川芎，嗃鼻，治目中星障。　酒拌蒸。齐痘疮。

酒煎喷，除头面外，凡遍身及衣帐喷之，辟恶除秽。

气虚胃弱者禁用。

## 酢浆草 即酸浆草

制砂、汞、硇、矾、砒石。

酸，寒。入手阳明，兼太阳经。治淋带，解热毒，洗痔痛脱肛，涂汤火蛇蝎伤。

配车前草汁、沙糖，通二便。

## 草部 苔草类八种

### 苔衣 即陟厘，一名水苔。

辛，平。消谷止泻。利水故也。

得黄耆，治脏毒。　捣汁，治天行时病。

怪症：身上及头面肌肉浮肿，状如蛇者，用雨滴阶前砖上苔痕一钱，水化，涂蛇头上即消。

### 干苔 即海苔，俗呼苔菜。

咸，寒。治瘿瘤结气，止呕吐心烦，消茶积，贴疮毒。

烧末吹鼻，止衄血。

### 船底苔

甘，冷。去邪热，调五脏。解天行热毒，止五淋吐衄。

生船底者名船苔。

手背肿，汤浸捣敷。

### 垣衣

酸，冷。入手少阴经。主暴热暴风口噤，金疮，黄疸，心烦。

墙垣生者名垣衣。止衄，捣汁用。敷汤火伤，烧研油调用。

## 屋　游

甘，寒。入手足太阳经。理水气，止消渴，治皮热，寒热往来。配盐汤漱口，治热毒牙龈宣露。

瓦上生者名屋游。

治衄，新汲水送下。

## 卷　柏

辛，平。除五脏邪气，治阴中作痛。收脱肛，暖水脏，疗风眩，消癥瘕。

配地榆，治下血。　配侧柏，治肠红。

在山生者名卷柏。

盐水煮，晒干用。

## 桑钱 即桑树上白藓

苦，平。入足太阴、手阳明经。健脾涩肠。止衄、吐血，肠风，崩带，热咳，并宜用之。

## 马　勃

辛，平。入手太阴经。清肺金，散血热，解头毒，治咽喉。

佐鼠粘、玄参，治温毒发颐。　拌沙糖、井水，治积热吐血。

生朽木上，状如肺肝，色紫，弹之粉出。取粉用。

# 得配本草卷之五

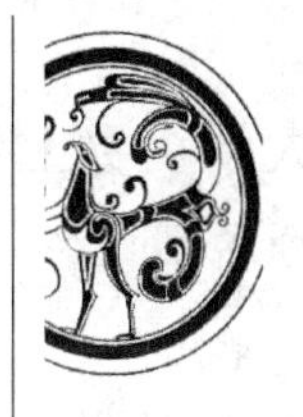

澹宁施雯文澍
姚江　西亭严洁青莲同纂著
缉庵洪炜霞城

## 谷部 麻麦稻粟类十五种

### 芝麻 即胡麻，一名巨胜。秸、花、油

甘，平。入足三阴经血分。补精髓，润五脏，通经络，滑肌肤。治尿血，祛头风，敷诸毒不合，并阴痒生疮。

得蔓荆，治热淋茎痛。　得白蜜蒸饵，治百病。　配连翘，治小儿瘰疬。　嚼生芝麻，绵包与儿咂之，下胎毒。

乌色者佳。敷疮，生嚼。滑痰，生用。逐风，酒蒸。入补，蒸晒。炒食，不生风病。

精滑，脾滑，牙疼，口渴，四者禁用。麻虽润而偏致口燥。

**秸**

淡，寒。点痣，烧灰，去恶肉。

配豆腐，治盐哮。

**花**

甘，寒。润大肠。身上生肉丁，擦之即愈。

配苦参，治疮疥。

**油**

甘，微寒。入手阳明经。解天行热毒，凉血润燥，生肌止痛。

得皮硝少许，治小儿便秘。　合白蜜，治难产，兼下死胎。

生榨者良。宜生用。若煎服，与火无异。

多服困脾损声，精滑者禁用。

## 亚麻 一名鳖虱胡麻

甘，微温。入阳明经。散风热，解湿毒。

## 大麻仁 一名火麻

畏茯苓、牡蛎、白薇。

甘，平。滑利。入足太阴，兼手阳明经血分。理女子经脉，治汗多胃燥，除里结后重，去皮肤顽痹，能催生下乳。

合苏子研汁煮粥，治虚风便秘。　同紫菀、杏仁煎服，治大便不利。肺气润，便自利。　以葱、椒、盐、豉入麻仁粥食之，治风水腹大，腰脐重痛。

去壳研用。多食滑精、痿阳、发带疾。

怪症：肠头出寸许，痛苦非常，干则自落，又出又落，名截肠。宜于初起麻油浸之，食大麻仁汁数升而愈。

## 小麦 浮小麦、麸皮、小粉、麦苗、麦奴

畏汉椒、萝卜。

甘，微寒。入手少阴、足太阴经气分。养心补脾，助五脏，厚肠胃。除烦渴咽燥，止吐血漏血。利小便，收虚汗。治心热不睡，阴虚骨蒸。敷痈肿损伤。

得通草，治五淋。　调海藻，消瘿瘤。　略炒研细，以京墨汁或藕节汁调服，止内损吐血。

新麦性热，陈麦和平。产北地者佳。去皮即温，补虚养气。连皮用，除烦热。炒研，治泻痢。新者勿用。壅气助湿热也。

**浮小麦**

甘，凉。除骨蒸虚热，止虚汗盗汗。

水淘浮起者。焙用。

**麸皮**

甘，凉。入手阳明经。除热，调中，消谷，止痢止痛，散血，落鬼胎。

得牡蛎，止产后虚汗。　和醋炒热，熨走气作痛，并罯跌扑损伤。

**小粉**

甘，凉。入手少阴经。和五脏，调经络。

得米醋熬膏，摊纸中，剪一孔，贴痈肿未破者神效。粉先炒黄色，后入醋熬。

最易滞膈，宜合通气药用。

隔年小粉，愈久者愈佳。

**麦苗**

辛，寒。入手少阴、太阳经气分。解时疾，除烦闷，退膈热，去酒疸。

**麦奴**

辛，寒。入手少阴经。治阳毒温毒，热渴狂烦及温疟。麦穗将熟，上有黑霉者，为麦奴。

## 大　麦

石蜜为之使。

咸、平、凉。入足阳明经。调中益气，凉血实胃，滑肌肤，除烦渴。

配姜汁、蜂蜜，治卒患淋痛。

开胃，炒用。

## 荞　麦

甘，寒。入足太阴、阳明经。降气宽肠。下沉积，敷烂痘，除泻痢，止带浊。

佐大黄，通积血。　佐小茴香，治疝气。　调沙糖水，治噤口痢疾。　调鸡子清，治白浊带下。　同淡菜食，治瘰疬。

炒用。多食动风。

脾胃虚寒者禁用。和豆腐、鸡、猪、羊肉、黄鱼食，即患热风，落须眉。

## 糯　米

甘，温。入手足太阴经。补脾胃，固肺气，坚大便，缩小便，收自汗，发痘疮。解芫青、斑蝥毒。

得石菖蒲、牡蛎粉，治小便太多，或淋浊如脂膏。得黄耆、川芎，治胎动不安，下黄水。 配莲子、墨汁，治劳心吐血。 配山药调服，治泻痢。 入猪肚煮食，治虚劳。 清水研服，治吐逆不休。

炒熟入药不滞。煮粥食，解痘毒。

多食昏五脏，缓筋骨，发风气，生湿热。素有痰热风病，及脾病不能转输，食之最能发病成积。

病人及小儿，最宜忌之。

## 米 泔

甘，凉。止烦渴、霍乱，解毒。食鸭肉不化者，顿饮即消。

## 粳 米

甘，平。得天地中和之气，同造化生育之功。和五脏，通血脉，壮筋骨，长肌肉。晚收色白者，得金气多，性凉入肺，清热除烦，解渴、凉血、利便。

早米粉，扑小儿初生无皮。 粳米粉，扑自汗不止。 频嚼白米，卧时涂小儿甜疮。

粳有早、中、晚三收。北粳凉，南粳温。赤粳热，白粳凉。新粳热，陈粳凉。

凡人嗜生米，久成米瘕，治之以鸡屎白。

不可和苍耳食，令人卒心痛，急烧仓米灰和蜜浆服之，不尔即死。

## 陈米 即陈仓米

甘、淡。宽中调胃，消食止泻，利溲去湿热，解口渴。

配麦芽、黄连，治暑月吐泻。 配赤石脂、干姜，煮熟取汁，治鱼脑痢。 陈仓米三升，水一斗，煮汁澄清饮，治霍乱大渴重症。

## 秫米 即糯米蒸黄者

甘、酸，微温。入手太阴经气分。治肺疟，及阳盛阴虚，夜不得眠。及食鹅鸭成瘕，妊娠下黄汁。去寒热，利大肠。

拌沙糖，治久痢。 煮鲫鱼，治赤痢。加葱更好。杉木水调米粉，敷漆疮。

炒用入药不滞。气滞者禁用。

## 高粱 即蜀黍，一名芦粟。根

甘、涩，温。调中益气，涩肠胃，止霍乱。

**根**

煮汁服，利小便，止喘满。烧灰酒服，治产难有效。

## 薏苡仁 俗呼米仁

甘、淡，微寒。入足阳明、手太阴经气分。除筋骨中邪气不仁，筋受寒则急，热则缩，湿则弛，寒热皆因于湿也。利肠胃，消水肿。合郁李仁更效。治肺痿肺痈，开心气，并治脚气筋急拘挛。阳明主润宗筋，宗筋主束骨而利机关，阳明虚则宗筋纵弛。利小便热淋。杀蛔，堕胎。

配附子，治周痹。 配桔梗，治牙齿𧏾痛。 配麻黄、杏仁、甘草，治风湿周痹。 佐败酱，化脓为水。 蘸熟猪肺，治肺损咯血。

微炒用，治疝气。引药下行，盐水煮，或用壁土炒。治泻痢，糯米拌炒。治肺痈、利二便，生用。

肾水不足，脾阴不足，气虚下陷，妊妇，四者禁用。

## 御米 即罂粟子。壳

甘，平。治泻痢，逐邪热，润燥解毒。疗反胃噎食，祛胸中痰滞。

多食利二便，动膀胱气。

**壳** 即罂婴壳

得醋、乌梅、橘皮良。

酸、涩、微寒。入足少阴经。止久嗽久痢，固脱肛，涩遗精，止心腹筋骨诸痛。

得乌梅为末，治久嗽自汗。 得大枣、乌梅，治水泻不止。 得陈皮、乌梅，治热痢便血。 配厚朴，治久痢不止。忌生冷。 配槟榔为末，治小儿赤白痢。赤痢蜜服，白痢沙糖服，忌口。

去筋膜，蜜炙、醋炒俱可用。加乌梅合用，乃为得法。

湿热泻痢，痰嗽，凡初起者禁用。

## 阿芙蓉 一名阿片

忌醋。

酸、涩、温。微毒。入足少阴经。涩精固肠。

配香连丸，治久痢不止。

即罂粟花津液，其结青苞时，午后以针刺外面青皮，勿损里面硬皮，或三五处，次早津出，竹刀刮取，阴干用。

# 谷部 豆类七种

## 黑大豆

得前胡、杏仁、牡蛎、乌喙、诸胆汁、石蜜良。恶五参、龙胆。忌蓖麻子、厚朴。并忌食猪肉。

甘，寒。入足少阴经。补肾镇心，调中下气，去风活血，治水消胀。治阴毒，肠[①]胁疼痛如打。捣敷一切肿毒。解百毒。

得甘草，解百毒。 配赤小豆、绿豆末，醋调涂痘后毒。 佐花粉，治肾渴。 煮黄酒，治便血。 拌牛胆，疗目暗。

生平，炒食热，煎食寒，作豉冷。去皮炒熟，酒沃之，饮其汁，活血。炒炭，酒淋服，祛风。

① 肠：考《本草纲目》黑大豆条所引治方，有治胁痛如打、腰胁卒痛者，而无肠痛。疑“肠”乃“腰”之误。

气不顺者禁用。

小者名马料豆。盐水煮，清水下，尤能补肾。

## 大豆黄卷 黑壳

得前胡、杏仁、牡蛎、天雄、鼠屎、石蜜、诸胆汁良。恶海藻龙胆、五参。

甘，平。入足少阴经气分。除胃热，疗湿痹。

配大黄、橘皮、青葱，治水肿喘急。

壬癸日以井华水浸黑大豆，候生芽五寸，阴干用。

**黑壳**

研末，调香油，敷皮疮。

## 赤 小 豆

甘、酸。入手少阴、太阳经。行水散血，消肿排脓。通乳汁，下胞衣。

得鲤鱼，治脚气。 得通草，下心气。 得杏仁，泄肉里湿热。 配鸡子白，敷痘后痈毒。 配苎根末，治痈疽神效。 佐桑皮，去水肿。 合黄蜡，治水谷积痢。

多服泄津液，令人枯燥。

## 绿豆 粉、芽、皮

反榧子壳。忌同鲤鱼、鲊食。

甘，寒。入手少阴、足阳明经气分。解热毒，除烦渴，利小便，厚肠胃，消肿胀，散风火。能调和五脏，行十二经脉。解一切药草、牛马、金石诸毒。

得大麻仁，治血痢。 配赤小豆，解痘毒。

连皮用。

**粉**

敷痈肿，消丹毒。配乳香三分之一，灯心研匀，生甘草汤常下一钱，治痘毒内攻。扑烂痘，治损伤，炒紫色水调敷。

**芽**

甘，平。解酒毒，利三焦。花解酒毒更效。

**皮**

甘，寒。解热毒，退目翳。

配甘菊、谷精、粟泔、柿饼，煮干，单食柿饼，每日三服，治痘后目翳，半月而愈。

## 豇　豆

甘，平。入足太阴、少阴经气分。调营卫，疗虚泻。

得盐少许，补肾气。

脾气虚者炒用。

气滞便结者禁用。

## 白扁豆 花、叶

甘、淡。入足太阴经气分。调和脾胃，通利三焦，化清降浊，消暑除湿。治霍乱，疗呕逆，止泄泻，解消渴。

配花粉，治消渴饮水。　配龙芽，疗肠风下血。配香薷，治寒热吐泻。　合绿豆，解热毒痢。

炒研用。恐气滞，同陈皮炒。治吐泻，醋制。止湿火吐血，炒炭。

单食多食，壅气伤脾。

**花**

米饮调末，治赤白带下。入盐少许，疗血崩不止。

**叶**

捣汁，治霍乱吐泻转筋。罨蛇咬毒。

## 刀　豆

甘，平。温中下气。利肠胃，治呃逆。

炒炭，止吐血。

# 谷部 造酿类十三种

## 淡 豆 豉

得醋良。

苦，寒。入手太阴经。调中下气，发汗解肌。治伤寒温疟，时行热病，寒热头痛，烦躁满闷，发斑呕逆，懊憹不眠，及血痢腹痛。

得薤白，治痢疾。　配葱白，煎，发汗。《肘后》用代麻黄汤。　配生栀子，探吐烦闷。　佐杏仁，开膈气。

伤寒时症，宜下不宜汗者禁用。

怪症：肉出如锥，痛痒非常，不能饮食，此血壅也。若不速治，溃脓不已，服豆豉汤则愈。外用赤葱皮烧灰淋洗。

## 蒸饼

甘，平。消食化滞，益气养脾，和血止汗。利三焦，通水道。

得御米壳、白蜜，共炒为末，蜜丸，治下痢腹痛。

炒用。

## 小麦曲

甘，平。调中下气，消食开胃。通膈气，消痰逆，除烦破结，下鬼胎。

炒用。

## 六神曲

甘、辛、温。入足阳明经。调中和胃，化水谷，消积滞。治痰逆，霍乱腹痛，泄痢胀满，癥结，及产后回乳。

得吴萸，治暴泄不止。

孕妇忌用。

造曲法：五月五日，或六月六日，或三伏日，以白面百斤，青蒿、苍耳、野蓼各取自然汁三升，杏仁捣泥、赤小豆为末各三升，以配白虎、青龙、朱雀、玄武、勾陈、螣蛇六神。通和作饼，麻叶或楮叶包罯，如造酱黄法，待生黄衣晒收之。陈久者良。炒黄研用。

## 红曲

甘，温。入足阳明、太阴经血分。消食活血，治赤白痢。

配香附、乳香末，治心腹痛。　入六一散，治湿热痢。煎黄酒服，治血气痛。　煎童便服，治怒伤吐血。

## 谷　芽

甘，温。入足阳明、太阴经。快脾开胃，消食下气，温中化积，为健脾温中之圣药。

## 麦　芽

咸，温。入足阳明经。除痰饮，化癥结。治一切米麦果积，治妇人乳秘成痈。

得川椒、干姜，治谷劳嗜卧。

炒黑用。

多服伤肾气。孕妇禁用。

## 饴　糖

甘，温。入足太阴经。补中益气，健脾化痰，润肺止嗽。治咽痛，止吐血。解附子、草乌头毒。

中满、吐逆、牙疳及肾病者忌用。

## 醋 一名苦酒

制四黄、丹砂、胆矾、常山。

酸、苦，温。入足厥阴经。散水下气，散瘀解毒。涂消痈肿，疗心腹痛。

磨青木香，治卒心痛。　磨南星，敷瘤痈。　调生大黄，涂肿毒。　调釜底墨，敷舌肿胀。　调雄黄，涂蛇啮。 渍川黄柏，含漱口疮。

感冒外邪及脾病，手足屈伸不便者，禁用。服茯苓、丹参者忌之。

怪症：浑身虱出数升，血肉俱坏，痛痒异常，但吃冷水，号哭不止，身齿皆黑，舌尖流血不已。此湿热伤于脾肾也。用盐、醋常服之，自除。

## 酒 即米酒

畏枳椇、葛花、赤豆花、绿豆粉。忌诸甜物及乳同食。

辛、甘，大热。行十二经络。通血脉，利筋骨，温肠胃，润皮肤，引药势上行。少饮则和血行气，壮神御寒，辟邪逐秽。过饮则伤神耗血，损胃烁精。

配生地汁，治产后血秘。

怪症：饮酒不醉，片刻不饮则叫号不已，弗与饮食，取辣酒一坛，就病人口边打开酒坛，使酒气冲入病人口中。病者欲饮，切不可与。须臾，吐出一物，直下坛底。用纸封好，火煨酒干一半，开视之，如猪肝，四面有孔，弃之江中。

## 烧　酒

辛、甘，大热。开郁消积，通膈除痰，祛寒截疟，杀虫驱瘴，辟邪逐秽。治水泄，止冷痛，滴耳中积垢结块。 半时辰即可钳出。

得飞盐，治冷气心痛。 和井水，治吐逆不止。和猪脂、香油、蜂蜜，治寒痰咳嗽。

同姜、蒜食，生痔。绿豆粉可解其毒。

黄酒、烧酒，俱可治病，但最能发湿中之热。若贪饮太过，相火上炎，肺因火而痰嗽，脾因火而困怠，胃因火而呕吐，心因火而昏狂，肝因火而善怒，胆因火而发黄，肾因火而精枯，大肠因火而泻痢，甚则失明，消渴呕血，痰喘肺痿，痨瘵，反胃噎隔，鼓胀瘾疭，痈疽痔瘘，流祸不小，可不慎欤？

### 老酒糟

甘，辛。温中消食，除冷杀腥。罨跌伤，行瘀血，敷蛇咬诸毒。

### 米皮糠 即米秕

甘，平。入手足阳明经。蜜丸服，通肠开胃，下气磨积。

## 菜部 荤辛类十四种

### 韭菜 韭黄、韭子

辛，温。入足厥阴经，血中行气。入足少阴经，壮阳助肾。能散瘀血，逐停痰，宽胸膈，治反胃。开中风失音，消中恶腹胀，止遗精白浊，除胸腹痃癖。

得桔梗，治血留胃脘作痛。右脉涩，关脉沉。　得鼠粪为引，解至阴燥热。　得盐少许，捣箍蛇犬伤。配半夏，治胸痹刺痛。　和五苓散，治肾气攻心。　和姜汁，治产怒呕绿水。和童便，止经脉逆行。炙豭鼠屎，治阴阳易病。

生行血，熟补中。根汁下瘀血。治噎隔，用盐醋拌。治下痢，叶煮鲫鱼食。

同牛肉食，生寸白虫。同蜜食，杀人。病后食，多困。酒后食，昏神。久食多食，两目不明。

怪症：发热有光，以手近之，如猛火烧炙，用韭汁一茶杯，和酒下，连进数服，吐如蛇状即愈。

**韭黄**

未出土者，多滞气，以其抑郁不伸也，食之伤人心气。

治牙虫，烧烟熏。

**韭子**

伏乳香、石钟乳。

辛，温。入足厥阴经。补肝及命门。除鬼交，止泄精溺血，及遗尿带浊，筋痿膝冷。

得龙骨、桑螵蛸，治漏精。配破故纸，治强中。玉茎强硬不痿，精流不住，时时如针刺，捏之则痛，病名强中。

拣净蒸熟，晒干去黑皮，炒用。治带浊，醋炒酒下。

肾火盛而遗精者禁。

## 葱茎白

忌食蜜。

辛、平、温。入手太阴、足阳明经气分。通阳气而达表，行经络而散寒。治面目浮肿，心腹急痛。其根发汗，无微不达。

得紫苏，通血壅。 得郁金，治溺血。 得川芎，治胎痛抢心下血。 得乳香，捣涂阴囊肿痛。 配大枣，治霍乱烦躁。 配淡豆豉、生姜、盐，熨脐，治大小便闭。 合铅粉，止蛔虫心痛。 入粳米粥，治赤白痢疾。 和蜜，捣敷疔疮恶肿。 煎生姜饮，治妊人伤寒。 葱管吹盐入玉茎内，治小便不通，及转脬危急。

青热、白冷，连须用。脚气贲豚，连须煎服。脱阳厥逆，炒熨脐间。跌扑金疮，炒熟捣烂，乘热涂之，冷即再易。疮疥水肿，煎叶频洗。

虚气上升者禁用。服地黄、常山人忌食葱。

怪症：面上及遍体生疮，光彩如猫眼，绝无脓血，痛痒非常，饮食减少，名曰寒疮。多将葱、韭拌鸡、鱼、肉食之自愈。

## 薤

辛、苦、温、滑。入手阳明经。调中助阳，散血生肌。泄大肠气滞，消风寒水肿。

配瓜蒌，治胸痹作痛。加白酒更好。 配当归，治胎动冷痛。 佐川柏，治赤痢不止。 和羊肾炒，治产后诸痢。

与牛肉同食，成瘕。

## 葫 一名大蒜

辛，温，有毒。入足太阴、阳明经。通五脏，达诸窍，破冷气，去风湿，除邪恶，化癥瘕，消水肿，制阴毒。

得川连，治肠风下血。煨熟捣丸。　配平胃散，治噎气。　配淡豆豉，蒸饼捣丸，治小儿气淋。　合黄丹，治疟痢。煨熟捣丸。　合乳香，治腹痛。煨熟捣丸。蘸鲫鱼食，治膈气。　捣田赢贴脐，治水肿。　捣膏贴足心，能引热下行，治干湿霍乱，吐血衄血，脑泻鼻渊，泄泻暴痢，脚肚转筋。

独头者尤佳。中暑，和地浆捣服。灸疮，切片，上加艾灸之。消痈，和麻油调敷。多食伤脾肺，耗肝血，损目昏神。

内有痰火，服补药者禁用。同蜜食杀人。

怪症：眉毛动摇，目不能交睫，唤之不应，但能饮食，经日不愈。用蒜三两取汁，酒下。

## 芸薹 一名油菜。子

伏硼砂。

辛，温。入手太阴经。破血散结。治游风丹肿，产后血风，乳吹乳痈。

配蔓菁根、鸡子清，贴风热肿毒。　和蜜，治血痢腹痛。

捣汁调大黄、芒硝、生铁衣，涂天火热疮。初起似痱，渐如水泡，似火烧，疮赤色，急速能杀人。

酒拌蒸，治风。醋拌蒸，治血。

阳气虚，腰脚痼疾者，禁用。

**子**

辛，温。行血破气，消肿散结。止梦泄，治鬼交，及一切赤丹热肿，血痔金疮，产难，产后心腹诸疾。

配当归、桂心、赤芍，等分酒服，治产后心腹诸痛。 配炙甘草，治脏毒。子生用。 配生地、姜酒、童便，治产后血逆。

治产难歌：黄金花结粟米实，细研酒下十五粒。露丹功效妙如神，难产之时能救急。

或童便蒸，或酒蒸，或炒用。

血虚者禁用。

## 芥菜 子

辛，温。入手太阴经。利膈开胃，通肺豁痰，能除肾经邪气。

多食昏眼发疮。

同鲫鱼食发水肿。

**子**

辛，热。入手太阴经。利九窍，通经络，温中散寒，下气豁痰。治呕吐咳嗽，麻痹，痈肿，及妇人经闭。

研末水调，涂顶囟，止衄血。 调猪胆，涂痈毒肿痛。 捣汁，晒浓，擦小儿唇紧。 捣生姜，涂扑损瘀血。

炒用。

多食动火昏目，泄气伤精。阴虚火盛，气虚久嗽者禁用。

怪症：手足指甲，忽生倒肉刺，痛不可忍，此湿气结于脾土也。煮芥菜常食之。

## 白芥子

辛，温。入手太阴经气分。通经络，散水饮，除疟癖，治喘嗽。痰在胁下皮里膜外，非此不达。

炒研蒸饼丸，治腹中冷气。

生研，水调贴足心，引毒归下，令痘疹不入目。

肺气虚，胃中热者禁用。

## 萝卜 即莱菔根。子

伏硇砂。

辛、甘、冷。入手足太阴、阳明、少阳经。祛邪热，宽胸膈，制酒面毒，消豆腐积。治喉痹口疮，偏正头痛，肺痿失音，咳嗽吐衄，痰癖食积，噤口痢疾，大肠脱肛，小便淋浊，及汤泡火灼，跌扑损伤。

捣取自然汁，或和姜汁，或和白蜜服。或生捣敷罨。

气陷血少者禁用。服何首乌、地黄诸补药者，忌之。

**子** 即莱菔子

辛、甘、平。生升熟降。升则吐痰涎，散风寒，发疮疹。降则化食除胀，下气消痰。有推墙倒壁之功。利二便，除气痛。

配牙皂煎服，吐中风口噤。　配杏仁，治久嗽。

和水生研汁服，吐风痰。　和醋研，敷肿毒。

虚弱者禁用。服补药者忌之。

## 生姜 干生姜

秦椒为之使。恶黄芩、黄连、天鼠粪。杀半夏、南星、莨菪毒。

辛，温。入手太阴、足阳明经气分。祛寒发表，解郁调中。开寒痰，止呕哕，姜为呕家圣药。去秽恶，通神明。

得梓皮，泄肌表湿热。　配大枣，和营卫。　佐杏仁，下胸膈冷气。　佐半夏，治心痞呕哕。　和梨汁、竹沥，能横行散结。　和雨茶，治下痢。　入二陈、四君，止呕吐水泻。　合葱白，发表邪。　捣汁和童便，治五中卒暴，干霍乱。五中者，中风、中气、中暑、中毒、中恶。生姜、葱头、莱菔子，共研炒热，绢包罨胸胀处，分两包，冷则轮换罨，治虚人结胸，汗出而愈。

生用，发散。熟用，和中。捣汁，通窍、开隔、豁痰。救卒暴，治水肿，用皮。止呕泻，煨用。血症，炒炭。

多食令人寒热。

怪症：毛窍出血不止，皮胀如鼓，须臾目鼻口被气胀合，此名脉溢。急饮生姜汁并水各二杯，自愈。不愈，再服。又产时用力太过，肓膜受伤，出有肉线一条，长数尺，痛苦欲绝。先服失笑散，用生姜三斤，捣碎，拌麻油二斤，炒至油尽，用熟绢五尺，摺作数层，将线轻轻盛起，屈曲一团，纳入水道，再用绢袋兜姜，缚在肉线下熏之。姜冷，熨斗熨热，使受姜气。如姜气已过，再用前法，再熨治之。四五日内线必然收入。若肉线一断，无可救药矣。

**干生姜**

辛，温。入手太阴经气分。治嗽温中。治胀满霍乱，腹痛冷痢，血闭。病人虚而冷，宜加之。

## 干姜 炮姜

畏、恶、反、使，与生姜同。

辛，热。入手少阴、足太阴经气分。生则逐寒邪而发散，熟则除胃冷而守中。开脏腑，通肢节，逐沉寒，散结气。治停痰宿食，呕吐泻痢，霍乱转筋，寒湿诸痛，痞满癥积，阴寒诸毒，扑损瘀血。

得北味，摄膀胱之气。　配良姜，温脾以祛疟。佐人参，助阳以复阴。　合附子，回肾中之阳。

母姜去皮晒干者为干姜，白净结实，又曰白姜。凡入药并宜炮用。入止泻药，煨用。入温中药，泡用。入止血药，炒炭用。

孕妇服之，令胎内消。气虚者服之，伤元。阴虚内热多汗者禁用。

服干姜以治中者必僭上，宜大枣补之，甘草缓之。

**炮姜** 即干姜水净炙黄者。

辛、苦、热。入足太阴经血分，守而不走。燥脾胃之寒湿，除脐腹之寒痞，暖心气，温肝经。心本热，肝本温，虚则寒冷。能去恶生新，使阳生阴长，故吐衄下血，有阴无阳者宜之。

佐当归，治血痢。中气温，血自归经。　入四物，治产热。木土得养而热退。

止血，炒炭。忌用同干姜。

痢亦有因热而下血者，产后多因血虚而生热者，若概用炮姜治之，益增内热而血不止，愈烁其阴而热更甚。急宜凉补养其血，以去其热，炮姜非所治也。

## 蒿　菜

辛，温。入足阳明经。利肠胃，通血脉，除膈中臭气。

泄泻者禁用。

## 水　芹

甘，平。去热除烦，养精保血。退急黄，利二便，女子赤白带下，男子尿血淋痛。

芹有赤白二种，赤芹害人不可食。蛇喜嗜芹，春夏之交，遗精于此，恐误食中毒。

## 茴香 俗呼八角茴香

辛、甘、温。入手足少阴、太阳经气分。补命门，暖丹田，开胃下食，调中止呕。治膀胱冷气，癫疝阴疼，胸腹冷痛，霍乱胀闷，干湿脚气。

得枳壳，麸炒研末，盐酒调服，治胁下刺痛。　得杏仁、葱白，治疝气。　配荔枝核，治小肠气坠。　配川楝子，等分为末酒服，治肾消饮水。小便如膏油。

盐水炒，或酒炒。

多食损目发疮。

## 小茴香

辛，平。入足少阴经。运脾开胃，理气消食。治霍乱呕逆，腹冷气胀，闪挫腰疼。

炒研用。

肺胃有热及热毒盛者禁用。

## 菜部 柔滑类十三种

### 菠菜 即菠薐

制砒、汞。伏雌黄、硫黄。

甘，冷，滑。入手太阳、阳明经。通肠胃，利脏腑。行血脉，解酒毒，下气调中，止渴润燥。

得鸡内金，治消渴。

多食令人脚软。腹冷者禁食。

### 菾菜 一名莙荙菜

甘、苦、大寒。滑。通心膈，利五脏。解时热毒痢。

### 荠菜 根

甘，凉。入足厥阴经。利肝益胃，和中明目。

治痢，烧炭用。

**根**

配葶苈，等分为末蜜丸，陈皮汤下，治肿满腹大。

### 繁缕 一名鹅肠菜

甘、微咸。破血，下乳。治积年疮痔。

烧焦，捣和蚯蚓粪，敷阴疮溃烂，痛不可忍。禁酒、面、五辛热食。

五月五日采，阴干用。

## 苋菜 子

甘，冷利。入手太阳、阳明经。除热通窍，滑胎逐瘀。

配粳米，治产后痢。紫者利气，更好。

煎汤，洗漆疮。

红者入血分，紫者入气分。

**子**

甘，寒。入足厥阴经。治肝风客热，疗翳目黑花，利二便，杀蛔虫。

## 马 齿 苋

酸，寒。入手太阳、阳明经。散血解毒，去风杀虫。利大便，退寒热，治疳痢，疗虚汗。

得五加皮、苍术，治筋骨痛。 汁和鸡子白煎服，治赤白带下。

捣汁，能利恶物。捣敷火丹恶疮。和石灰三分之二，捣敷疔疮。

脾胃不实，血虚气浮者，禁用。

## 蒲公英 一名黄花地丁

辛、苦，微寒。入足太阴、阳明经。解食毒，散滞气，化热毒，消疔肿。治淋通乳，敷诸疮，涂狐刺。

诸虫精汁遗诸物上，干久有毒，人手触之成疾者，狐尿刺，惨痛不眠，取厚汁涂之即愈。

同忍冬藤煎汤，入少酒服，治乳痈。

捣汁和酒服。



## 芋　艿

辛，平，滑。宽肠胃，充肌肤，破宿血，去死肌。

## 薯蓣 一名山药

紫芝为之使。恶甘遂。

甘，平。入手足太阴经血分，兼入足少阴经气分。补脾阴，调肺气。治虚热干咳，遗精泄泻，游风眼眩，惊悸健忘。生者捣敷疮毒，能消肿硬。合蓖麻子更效。

得菟丝子，止遗泄。配人参，补肺气。佐羊肉，补脾阴。佐熟地，固肾水。合米仁，治泄泻。

入补脾药，微炒。入补肺药，乳拌蒸。治阴火，生用。恐气滞，佐以陈皮。力薄须倍用。

阴虚火动者，久必脾气衰败，泄泻不止，用白术、米仁以燥土，肾水益致干涸，惟此同芡实、莲子以实之，则补土不妨于水，乃为善治。

## 零余子 即山药藤上所结之子

甘，平。入足少阴经。补虚损，强腰脊，益肾水。

## 百　合

甘、苦、平。入手太阴及手少阴经。润肺宁心，清热止嗽，利二便，除浮肿，疗虚痞，退寒热，定惊悸，止涕泪，治伤寒百合病。行住坐卧不定，如有鬼神状。

得川贝母，降肺气。 配款冬花，治痰血。

白花者入药。鲜者可煎可煮，干者作粉食，最益人。

肠滑者禁用。多服伤脾气。中气寒则下陷。

### 白　菜

利二便，止热嗽，敷丹肿。

### 竹　笋

甘，寒。入手阳明经。利膈下气，消热痰，通二便。

煎汤煮药。

脾胃弱者不宜食。同羊肝食，令人目盲。

## 菜部 蓏菜类四种

### 茄 蒂

甘，寒。散血消肿。

老裂者烧灰，敷乳头裂。醋磨，敷肿毒。

经霜者，连蒂烧存性，为末酒服，治肠风下血。

糟茄或酱茄，细嚼咽汁，疗喉痹肿痛。

隔年糟茄烧灰，擦牙齿痛。

**蒂**

烧灰，治口疮。

鲜蒂，蘸硫黄末，擦癜风。白癜用白茄蒂，紫癜用紫茄蒂。

## 冬瓜 子

甘，微寒。入手太阳、阳明经。除心胸满，去头面热，利大小便，压丹石毒。贴痈肿，摩痱子。

用赤小豆填满瓜中，糯谷糠煨干，为末糊丸，冬瓜汤下，每日三服，可治水肿。

久病阴虚者忌用。九月不可食，令人反胃。

**子**

甘，平。入足厥阴经。除烦明目。治肠痈，去皮风。

中寒者禁用。

## 越瓜 一名稍瓜

甘，寒。解酒毒，去烦热，利小水，止消渴。

能发冷痢，小儿禁食。

## 丝瓜 一名天罗。子、藤根

甘，平、冷。入手太阴经。凉血解毒，化痰消肿。治肠风，疗崩漏，通脏腑脉络，利大小肠闭。

得灯心、葱白，治小儿浮肿。 得槐花烧研，治下血危笃。 配棕榈炭，治血崩不止。 配五倍子，搽玉茎疮痛。 入凉血药，治吐衄不止。

经霜雪者，煅炭存性，治痘后毒气，能治吐血不止。

**子**

通经络，解热毒。捣汁，入谷道，导大便不通，捷如响应。

佐芦根、桃仁，治痈肿肺痈。

脾虚者禁用。恐致泄泻。

**藤根**

解热毒，止久痢，治脑漏，杀三虫。

配川椒、灯心，煎汤漱口，治牙宣露痛。

经霜雪者更良。

## 菜部 水菜类五种

### 菰 即茭白

解热除烦。利小便，清胃热，取汁饮。

烧炭调鸡子清，敷肿毒。

### 紫　菜

甘，寒。消痰软坚。治咽喉热气烦塞。

多食腹痛、吐沫，饮热醋少许即消。

### 石　花　菜

甘、咸、大寒。性滑。去上焦浮热。

煎汁，凝服。

多食发下部虚寒。

### 鹿角菜

甘，大寒，性滑。治骨蒸劳热，解面热。

洗去泥砂。

多食、久食，发痼疾，损腰肾。

### 海粉

咸，寒。行肝肾二经。散瘿瘤，解热毒。

## 菜部 芝栭类四种

### 木耳

甘，平。有小毒。

得发灰，治崩中。　得木贼，治冷泪。

炒见烟为度。

### 香蕈

甘，平。醒脾益气，破血去风。

### 蘑菰蕈

甘，寒。益肠胃，化痰理气。

### 地耳

甘，寒。明目益气，久服令人有子。

# 得配本草卷之六

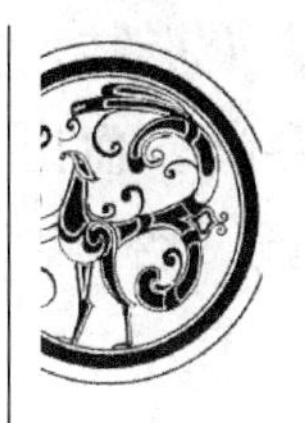



澹宁施雯文澍
姚江　西亭严洁青莲同纂著
缉庵洪炜霞城

## 果部 五果类八种

### 李根白皮

甘，大寒。止消渴心烦，解暴热丹毒，治奔豚气，疗赤白痢。

### 杏　仁

得火良。畏蘘草。恶黄芩、黄耆、葛根。

甘、苦、温。入手太阴经气分。泻肺降气，行痰散结，润燥解肌，消食积，通大便，解锡毒，杀狗毒，逐奔豚，杀虫蛔。

得陈皮，治便闭。　配天冬，润心肺。　佐柿饼，治咯血。　合紫菀，利小便。开水中之气以解结。

汤浸，去皮尖，炒黄，或麸炒，研用。发散，连皮尖研用。双仁者有毒，不可用。

肺虚而咳，虚火炎肺，二者禁用。

怪症：舌尖穿断，血出不止，先以米醋刷断处，其血立止，仍用蒲黄、杏仁，再加月石少许为末，蜜调含化。

## 巴旦杏仁

甘、平、温。止咳下气，消心腹逆闷。

虚嗽者禁用。

## 白梅 名盐梅、霜梅。梅叶、梅花、乌梅

酸、咸、平。治泻痢烦渴，疗霍乱呕吐。

配轻粉、香油，涂痈疽。　配生矾末，为丸，含咽，治喉痹乳蛾。　同皂角烧炭，敷发背。发热茶清调，不发热醋调。

取大青梅以盐汁渍之，日晒夜渍，十日成矣，久乃上霜。

**梅叶**

酸，平。治休息痢及霍乱，煎浓汁饮之。夏衣生霉点，煎汤洗之即去。

配棕榈炭，治月水不止。

**梅花**

甘、酸、平。发痘解毒。

**乌梅**

忌猪肉。

酸、涩、温。入手足太阴经气分，兼入足厥阴经血

分。敛肺涩肠，生津止渴。治久嗽泻痢，反胃噎膈，虚劳骨蒸，霍乱劳疟，蛔厥吐利，止血涌痰，醒酒杀虫。去黑痣，蚀恶肉。解鱼毒、硫黄毒。

得川连，治赤痢肠痛。配建茶、干姜，治休息痢。佐麦冬，治产后痢渴。入补脾药，止久泄虚脱。

汤浸去核，捣丸如枣大，纳入谷道，导大便不通。

去核煅炭，敷疮蚀恶肉，立效。其核中仁，能清妇人子脏风气积滞。

病宜发散，疟痢初起者，禁用。

怪症：下颊忽落，用乌梅口衔一枚，外用南星末，姜汁调涂两颊，一夜即上。

### 桃[1] 桃枭、桃仁、桃花、桃胶、桃叶、桃枝、桃蠹、桃树根白皮

**桃枭** 即桃实着树经冬不落者。又名桃奴。

苦，微温。有小毒。杀鬼精，疗中恶，破伏梁，止邪疟。

炒炭米饮下，治吐血。

酒拌蒸，去核焙干用。

**桃仁**

香附为之使。

甘、苦，平。入手足厥阴经血分。去滞生新，缓肝润燥。治血结畜血，瘀血癥瘕，血滞风痹，血痢经闭，热入血室，产后

---

① 桃：原目录以“桃枭”为总条，以统以下数条。今略作调整，另设“桃”为总名，余皆附于其中。

血病，心腹诸痛。辟鬼疰，杀三虫，润大便，止疟疾。

配元胡、川楝子，治肝厥胃痛。 入小柴胡汤，治热入血室。

行血，连皮尖生用。润燥活血，浸去皮尖炒用，或麸皮同炒研用。双仁者有毒，不可用。

一切血虚致经闭、便闭等症，俱禁用。

**桃花**

苦，平。入足阳明经。散滞血，破石淋，逐痰饮，疗积痛，杀三虫，化痘毒。痘出二三日，焦紫及丹者，此可治之。

得温酒，治痰饮宿水及脚气肿痛。 和面服，下燥粪。 捣猪脂，敷脓瘘。

清晨带露摘取，饭上蒸熟，焙干用。或拣净以绢袋盛悬檐下令干用。

千叶者令人鼻衄不止，不可用。多用则泻。

**桃胶**

苦，平。和血益气。治下痢，止痛。

配通草、石膏，治血淋作痛。 配沉香、蒲黄，治产后下痢。亦治血痢腹痛。 和水熬成膏，酒化服，治痘靥发搐。

树汁溢出成胶，以桑灰汤浸过，晒干用。如服食，当依法修炼。

**桃叶**

苦、辛。一切疮虫尸虫。诸虫入耳，虫蚀阴户，裹叶塞之自除。

采嫩者，名桃心，入药尤胜。

**桃枝**

酒煎饮，治卒心痛。煮汤浴，不染天行疫疠。

**桃蠹** 即树中蛀虫

杀鬼恶。

**桃树根白皮**

治齿䘌。

## 栗子 栗楔、毛毬、黑壳

咸，温。入足太阴、少阴经气分。厚肠胃，健腰足。

生嚼，涂筋骨断碎肿痛，及金刃伤、小儿口疮。或风干，或火煨用。

多食滞脾恋膈，风湿病者禁用。

**栗楔**

咸，平。入足少阴经气分。大有补肾之功，治筋骨风痛，活血尤效。

一毬三颗，其中扁者，栗楔也。

**毛毬** 即栗外刺包。

煮汁，洗火丹毒肿，烧灰敷亦效。

**黑壳**

煮汁饮，止反胃消渴，并止泻血。

## 大枣

忌与葱同食。

甘，温。入足太阴经血分。补中益气，生津液，和百药，益五脏，润心肺，调营卫。杀乌头、附子、天雄毒。

得生姜，和营卫。 佐小麦、炙甘草，治脏躁。无故悲泣。

治卒心痛诀云：一个乌梅二个枣，七枚杏仁一处捣。男酒女醋送下之，不害心疼直到老。

入药须用青州及晋地晒干大枣为良，亦有用胶枣之肥大者。蒸熟者为胶枣。去核煮熟，治脾虚作胀。

多服生虫损齿，壅脾作胀。生者更不宜食。

齿病、疳病、虫病、风疾、痰热、中满，皆禁用。

## 红　枣

功用与大枣相仿，差不及尔。

# 果部 山果类十六种

## 梨

甘、微酸，寒。润心肺，利二便。治烦渴，除痰嗽，祛贼风，解酒毒。

配母丁香，治反胃。将丁香入梨内，纸包煨熟，去丁香食之。　配小黑豆，治痰喘。　和白蜜、姜汁，治痰嗽。　和水捣取汁，入粳米煮粥，治小儿心脏风热昏躁。　取汁，以绵裹黄连浸汁，频点热眼。

生用，消六腑之热。熟用，滋五脏之阴。实火，生用。虚火，蒸熟用。汤火伤，捣烂敷之。

梨与莱菔相间收藏，则不烂。

乳妇血虚，脾虚泄泻，二者禁用。

## 棠梨枝叶

酸、甘、涩、寒。治霍乱吐泻，转筋腹痛，同木瓜煎汁细呷之。

## 海 棠 梨

酸、甘，平。止泻痢。

## 木瓜 枝叶

酸、涩、温。入手足太阴，兼足厥阴经血分。和胃理脾，伐肝敛肺。专治筋病，能疗暑湿。血为热迫，筋转而痛。气为湿滞，筋缓而软。木瓜凉血收脱，故可并治。

得桑叶，治霍乱腹痛。 配槟榔，治脚气冲心。配杜仲酒，治久痢。木瓜醒筋骨之湿，杜仲合筋骨之离，用以收之，痢疾自止。 佐生地，加乳、没，治项强筋急。肝肾受邪也。 和青盐、甘菊、艾茸，治肾脏虚冷，气攻腹胁，胀满疼痛。 调鳝鱼涎，贴反花痔疮。

宣州陈久者良。勿犯铁器，以铜刀切片。

多食损齿及骨，病癃闭。血虚脚软者禁用。

**枝叶**

酸、涩、温。治热痢。

## 山楂 一名棠梂子，一名山里果。

酸、甘、微温。入足太阴、阳明经。消积散瘀，破气化痰。理疮疡，除儿枕，疗疝气，发痘疹。

得紫草煎酒调服，发痘疹。 得茴香，治偏坠疝气。配鹿茸，治老人腰痛。入艾汤调服，治肠风下血。

去核用。核能化食磨积，治疝，催生。研碎，化瘀。勿研，消食。童便浸，姜汁炒炭，去积血甚效。

气虚便溏，脾虚不食，二者禁用。服人参者忌之。



### 烘柿 即红柿。柿干、柿霜、柿蒂

甘、涩、寒。入手足太阴经血分。止口干，压胃热，通耳鼻。肺肾二脏之火上炎，则外窍闭而不通，火气下降，外窍自清。

忌与酒同食。又忌蟹，恐致腹痛。多食引痰饮上升。

**柿干**

甘、涩、平。入手足太阴经血分。润肺宁嗽。疗肺痿，去肠风。

得粳米、豆豉，治耳聋鼻塞。得青黛、竹茹，治痰血。

烧炭，治下血。同饭蒸食，治反胃。柿饼一个，煮汁热饮，治产后咳逆。

**柿霜**

甘，凉。入手太阴经。生津止渴，化痰宁嗽，清心肺郁热。治咽喉口疮，止劳伤吐血。

配柿蒂炭，敷臁疮。

**柿蒂**

煮汁服，治呃逆。加丁香、生姜，开痰散郁，其功甚疾。

丁香柿蒂汤，治呃逆也。而不知有病后气虚之呃。脾胃伤气，水挟相火，直冲清道而呃。邪火遏抑，误服参、术，闭于中焦而呃。虚人阴乏，阳气暴逆于下，至上焦而不能出则呃。若概以柿蒂汤投之，其呃未有不甚者也。



## 石榴皮 千叶石榴花

酸、涩、温。治痢，摄精。疗崩中带下，止肠风下血，祛筋骨风痛，除目流冷泪，洗脚疮湿烂。

得茄梗，治肠血。血在粪前者效。　配槟榔，杀虫。

勿犯铁。或煎用，或焙用，或烧炭存性用。

**千叶石榴花**

酸、涩、平。治心热吐血。

得蜀葵，烧炭吹鼻，治衄血。　同石灰，敷金疮。

## 橘子 橘核、橘叶、陈皮、青皮

生痰聚气，病人不可食。若皮赤而味甘者，食之可化痰除热。

**橘核**

苦，平。入足厥阴经。治癞疝。

得杜仲，炒，研末盐汤下，治腰胁痛。　配荔枝、川楝、山楂、茴香诸核，治下焦积块。以核治核也。

去壳炒用。

**橘叶**

苦，平。入足厥阴经。行肝气，导胸膈逆气，消肿散毒。乳痈胁痛，用之引经。

捣汁饮，治肺痈。吐出脓血即愈。　捣烂，敷乳痈。

怪症：喉间生肉，层层叠起，不痛不痒，臭气从窍而出，饮食日减，肌肉日瘦。煎橘叶汤连服之愈。

**陈皮** 即黄橘皮，一名红皮，年久者曰陈皮。产广中者曰广皮，尤良。

辛、苦，温。入手足太阴经气分。导滞消痰，调中快膈，运胃气，利水谷。止呕逆，通五淋，除膀胱留热，去寸白虫蛊。解鱼腥毒。

得川连、猪胆，治小儿疳瘦。　得麝香，治乳痈。研末酒下。　配干姜，治寒呃。　配竹茹，治热呃。　配白术，补脾。　配人参，补肺。　配花粉，治咳嗽。　配炙甘草、盐，治痰气。　配藿香，治霍乱。　配槟榔，治气胀。　佐桃仁，治大肠血秘。佐杏仁，治大肠气秘。　合生姜、半夏，治呕哕厥冷。

去白名橘红，消痰下气，发表邪，理肺经血分之郁。留白和中气，理脾胃气分之滞。

治痰，姜汁炒。下气，童便炒。理下焦，盐水炒。虚人气滞，生甘草、乌梅汁煮炒。

汗家，血家，痘疹灌浆时，俱禁用。

**青皮**

辛、苦，温。入足厥阴、少阳经气分。破坚癖，散滞气，消积食，除疝瘕。柴胡疏上焦肝气，青皮理下焦肝气。

配厚朴、槟榔，达膜原之邪。　配枳壳、肉桂，治胁痛。 佐人参、鳖甲，消疟母。 和酒服，治乳内结核。

橘未黄而青色者。醋炒黑用，能入血分。最能发汗。皮能达表，辛能发散。

气虚及有汗者禁用。

## 枸橼 一名佛手柑

辛、酸、温。除心头痰水，治心下气痛。煮酒饮，治痰气咳嗽。

## 金橘皮 一名金柑

酸、甘、温。下气快膈，止渴解酲，辟臭。

## 枸橘 一名臭橘

辛，温。治下痢脓血后重，同萆薢炒存性，研，茶调服。又治喉瘘，消肿导毒。

煎汤，洗病后脚肿。

怪症：咽喉生疮，层层如叠，不痛，日久有窍出臭气，废饮食。臭橘叶煎汤连服愈。

## 枳实 枳壳

辛、苦，微寒。入足太阴、阳明经气分。破结气，消坚积，泄下焦湿热，除中脘火邪，止上气喘咳。治结胸痞满，痰癖癥结，水肿胁胀，胸腹闭痛，呕逆泻痢。

配芍药，治腹痛。 配黄耆，治肠风下血。 佐蒌仁，消痞结。 佐大黄，推邪秽。

麸炒炭用。

大损真元，非邪实者，不可误用。孕妇及气血虚者禁用。

**枳壳**

苦、酸、微寒。入手太阴、阳明经气分。破气胜湿，化痰消食。泄肺气，除胸痞，止呕逆，消肿胀，宽肠胃，治泻痢，疗痔肿，散风疹。

得桂枝、姜、枣，治胁骨疼痛。 得木香，治呃噫。 得黄连、木香，治赤白痢。 得槟榔、黄连，治痞满。 得甘草，治小儿二便秘涩。 佐川连、槐蕊，灭诸痔肿痛。 佐石膏、蒌仁，祛时疫热邪。 入黄耆煎汤，浸产后肠出。

商州陈久者良。去穰核，以麸炒焦，去麸用。柑、柚皮性寒，不宜入药。

脾虚服之，气滞作胀。气血弱者禁用。

先儒常云：去风莫如活血，血行风亦从之而去。然气闭于内，风邪无由外出。盖血随气行，气滞血不能流，血滞风亦不散。又曰：内风无不从积气以化，气散而风自不生。活血之剂，宜加枳壳佐之。医方云：枳壳散肌肤之麻痒，殊有神效，所谓气行风自灭也。

## 枇杷 叶

甘、酸、平。止渴下气。利肺气，止吐逆，除上焦热，润五脏。

多食发痰热，伤脾。同炙肉及热面食，令人患热黄疾。

叶

苦，平。入手太阴、足阳明经气分。清肺和胃，降气清火。消痰止嗽，及呕哕口渴。下气之功。

得茅根，治温病发哕。 得栀子，治赤鼻面疮。配人参、丁香，治反胃呕哕。

焙焦研末，茶服，止衄血。刷去毛，洁净。毛射入肺，令咳不已。胃病，姜汁涂炙。肺病，蜂蜜涂炙。

虚寒呕吐，风寒咳嗽者，禁用。

## 杨 梅

酸、甘，温。生津止渴，能涤肠胃，除烦愦恶气。

烧灰服，断下痢甚验。其核仁治脚气。取仁法：以柿漆拌核暴之，则自出裂也。

多食发热、衄血，损齿及筋。忌生葱同食。发疮致痰。

## 银杏 一名白果

甘、苦、涩。有小毒。入手太阴经。熟用：益肺气，定喘嗽，缩小便，止带浊。生用：降痰，消毒杀虫。

配百药煎，治肠风。 配麻黄、甘草，治哮喘。

多食壅气动风，发惊暴厥。白鲞汤可解。

## 胡桃 一名羌桃，一名核桃

制铜毒。

甘，温。肉润皮涩。入足少阴经。补命门，利三焦，温肺润肠。治虚寒喘嗽，腰脚重痛，心腹疝痛，止血痢，发痘疮。

得全蝎、烧研酒服，治便毒。 得温酒，治损伤。得生姜，治痰嗽。并治食物醋心。 得杏仁，治喘嗽。配破故纸、杜仲、萆薢，为丸，温酒盐汤任下，强筋壮骨。

润燥，去皮用。敛涩，连皮用。食酸齿齼，细嚼胡桃肉即解。

肺有痰热，命门火盛，泄泻不已者，禁用。

## 果部 夷果类八种

### 荔枝 壳、核、花、根

甘、酸、温。入足厥阴经。散无形质之滞气。治瘤赘赤肿，发小儿痘疮。烧炭，治呃逆不止，擦风牙疼痛。

配白梅，贴疔肿。

鲜者多食即发热，烦渴，龈肿，衄血，发痘痒。以壳浸水饮之，或饮蜜水一杯，便解。

病齿匿及火病人尤忌之。

**壳**

煎汤，发痘。烧烟，解痘秽。

**核**

甘、涩，温。入足厥阴、少阴经。散滞气，辟寒邪。治癫疝，疗心痛。

得醋，治脾痛不止。 配青皮、茴香，酒下，治肾肿如斗。调香附，米饮下，治血气攻痛；和木香，治胃脘寒疼。

煅炭存性，研末用。

**花、根**

煎汤含咽，治喉痹立愈。

## 龙眼 一名圆眼。核

甘，平，润。入手少阴、足太阴经血分。益脾胃，葆心血，润五脏，治怔忡。

蒸熟细嚼，生津。

膈满者禁用。过食润肠不助脾。

**核**

研末，敷金疮出血。同胡椒研末，汗出时擦之，治狐臭。

## 橄榄 一名青果

甘、酸、涩、温。入手太阴、足阳明经。下气生津，消食开胃，解酒止泻。治咽喉痛及骨哽，解诸毒，止下血。烧研米饮下，血自止。

配儿茶，麻油，调敷下疳。配荔枝核、山楂核、橄榄核，等分，烧存性研末，茴香汤下，治阴肾癞肿。

小儿落地时，用橄榄一个炒研，朱砂末和匀，嚼生脂麻一口，吐唾和末，绢包，与儿吮咂一时辰，预解痘毒。解鱼毒，煮汁服。鱼骨鲠，嚼汁咽。核炒研末，调猪脂，涂唇裂。烧研油调，涂冻疮。

多服聚火气于胃。去两头，不热。

## 榧　实

反绿豆，能杀人。

甘、涩、平。入手太阴经气分。助筋骨，行营卫，润肺气，助阳道，去虫蛊，消谷食。

配芜荑、杏仁、肉桂，蜜丸含咽，治口咽痛痒。

去壳衣蒸用，生嚼亦可。

多食引火入肺，大肠受伤。忌同鹅肉食。生断节风。

## 松子仁 即海松子。一名罗松子

甘，温。润心肺，益阴气。

配胡桃肉、蜜，治肺燥咳嗽。　配百部、杏仁，治寒嗽。　配柏子仁、麻仁，治虚秘。

## 槟　榔

苦、辛、温。入手足阳明经气分。泄胃中至高之气，坠诸药至于下极，达膜原而散疫邪。治泻痢，破滞气，攻坚积，止诸痛，消痰癖，杀三虫，除水胀，疗瘴疟。

得童便，治脚气上冲。或入姜汁。　得橘皮，治金疮呕恶。　配良姜，治心脾作痛。　配麦冬，治大便秘及血淋。　配枳实、黄连，治伤寒痞满。

鸡心状、正稳、心不虚，破之作锦纹者为佳。

勿见火，煎汤，洗毛发生虱。疟非瘴气，气虚下陷，似痢非痢者，禁用。

## 大腹皮 即大腹槟榔皮

辛，微温。入手足太阴经气分。降逆气以除胀，利肠胃以去滞。一切膜原冷热之气，致阴阳不能升降，鼓胀浮肿等症，此为良剂。

槟榔泄有形之积滞，腹皮散无形之气滞。

水洗去黑水，用酒再洗，更以大豆汁洗净，晒干用，或入火煨用。

气虚者禁用。

## 枳椇子 一名鸡距子

反乌头。

甘，平。止渴除烦。利二便，解酒毒。葛根解酒而发散，枳椇解酒则不散。

多食发蛔虫。脾胃虚寒者禁用。

# 果部 味果类五种

## 蜀椒 一名川椒。子、叶

得盐良。杏仁为之使。畏款冬花、防风、附子、雄黄、冷水、麻仁浆。

辛，热，有毒。入手足太阴经，兼入命门气分。通上焦君火之阳，达下焦命门之气。开腠理，行血脉，散寒湿，化癥癖，止泄泻，杀蛔虫，疗温疟，去痰饮。

得醋煎熟，入白矾稍许服，治伤寒呕衄。　得生地自然汁煎稠和丸，治元脏伤惫。 配乌梅，伐肝气。配益智仁，缩小便。 配茯苓，蜜丸，补益心肾。 配茴香，枣肉丸，治久泻。 配苍术，醋丸，治飧泄不化。

炒热，布裹椒，包阴囊肿大，疼闷欲死。服药呕吐，加川椒。蛔见此自服。

去核，微炒出汗，捣去里面黄壳，取红用。酒蒸，或盐水炒，随症制之。炒热，熨冷湿诸痛。

多用伤气失明。肺脾有热，阴火虚盛者，禁用。闭口者杀人。

**子** 名椒目

苦，寒。专行水道。治水蛊，定痰喘。

得猪上唇，治盗汗。

或生用，或微炒用。

**叶**

和葱、艾、醋捣，罨内外肾吊，及霍乱转筋。

## 胡　椒

辛，热。有毒。入足阳明经气分。除寒湿，下膈气。治一切风冷、积滞、痰饮、泻痢诸痛，杀一切鱼肉鳖蕈诸毒。

得木香、蝎梢，治背膜寒癖。 配绿豆，为末，治冷热下痢。一岁各一粒。 使芒硝，治大小便秘。 入麝香，治伤寒呃逆。

多用动血伤气，发疮昏目。因热致病者禁用。

## 毕澄茄

辛，微温。入足太阳经气分。散膀胱冷气，袪脾胃寒邪。

得豆蔻仁，治噎食。寒气去也。 配荆芥、薄荷，治鼻塞。风寒在肺。 佐良姜，治寒呃。

去柄及皱皮用。酒浸蒸晒干，或酒拌炒用。

虚热者禁用。麝香，治伤寒呃逆。

## 吴茱萸

蓼实为之使。畏紫石英。恶丹参、硝石、白垩。

辛、苦、热。有毒。入足厥阴经血分，兼足太阴、少阴经气分。疏肝燥脾，温中下气，开郁化滞。除阴湿，逐风寒。治一切厥气上逆，厥阴头痛，呕逆吞酸，痞满咽塞，喉舌生疮，肠风泻痢，脚气水肿，疝气阴毒，心腹诸痛，虫䘌鬼疰，及产后余血。

得硫黄、大蒜，研匀涂腹，治小儿肾缩。初生受寒所致，仍以蛇床子烧烟熏之。 得茯苓，治痰饮。 得盐水，暖膀胱，治脾泄。他药虽热不能分解清浊。 得干姜，治干呕及吞酸。因火而酸勿用。 配橘皮、附子，治肾气上哕。 配川连，治下痢水泄。 醋调贴足心，治喉舌生疮。性虽热而能引热下行。

陈久者良。闭口者有毒。拣净，并去梗，泡去苦汁，晒干炒用。止呕，以黄连水炒。治疝，盐水炒。治血，醋炒。散寒，酒炒。

生嚼数粒，擦痘疮口噤。

多用伤神损元气，动火昏目，发疮咽痛。病非寒滞有湿者勿用。即有寒湿者，亦宜酌量少用。下气最速，阳虚者禁用。

怪症：寒热不止数日，四肢坚如石，击之似钟磬声，而形体日渐瘦削，此肝气结也。合木香等分，疏其肝气自愈。

吴茱萸得东方震气，直入厥阴，招其垂绝不升之阳，以达上焦。仲景于少阴证手足厥冷，烦躁欲死者，用吴茱萸汤重固元阳于厥阴之中，良有以也。王又原曰：少阴厥阴，俱有烦躁。少阴之躁在水，由龙火不归，姜、附得以回阳。厥阴之躁在木，乃雷火上逆，用姜、附则重其震烈矣。吴萸、姜、附，性俱大热，而主治不同。错用之，反伤元气，元阳即旋消散，更何药之可救。

## 茗 一名茶

甘、苦、寒。入手足厥阴经。降火消痰，除烦止渴。去油腻，清头目。解酒食毒。

得甘菊，治头痛。　配干姜，疗霍乱。　配白矾研，冷水下，解诸毒。　入紫沙糖，通经秘。　合生姜，治赤白痢。　调葱涎为丸，治产后秘塞。如用大黄利药利者，百无一生。

房中烧烟熏，解痘疮作痒。

嫩芽，味甘者良。苦者浓煎恣饮取吐，治痰厥头痛。

虚寒血弱，酒后不寐，皆忌之。空腹者尤忌。服威灵仙、土茯苓者，忌饮茶。

怪症：脑中声响，状如虫蛀，名曰大白蚁。用茗子研末吹入鼻中，至愈而止。

## 果部 蓏果类七种

### 甜瓜 甜瓜蒂

苦，寒。入手太阴、足阳明经。除烦止渴。通三焦，利小便。多食发病作胀。食盐花，饮酒水，服麝香，即化。

胃虚者忌食。瓜沉水者勿食。两鼻两蒂者杀人。

**甜瓜蒂** 一名瓜丁，一名苦丁香。

苦，寒，有毒。入足阳明经。吐膈上风热痰涎，除周身湿热蛊毒。

得麝香、雄黄末塞鼻，治息肉。一方用白矾末，一方用丁香末。 配井华水，治发狂欲走。 配香豉、赤小豆，吐膈邪。 配丁香，同煅研末吹鼻，治阴黄。片时黄水流出，隔日一用，瘥乃止。

俗呼冷饭瓜。其蒂尤佳。去瓜皮用蒂，约半寸许，晒极干研用。凡取吐，须天气清明，巳午以前行之，令病人隔夜勿食，卒病者不拘。如吐多人困甚，即以麝香泡汤，饮之即止。

上焦无实邪者禁用。

### 西瓜 一名寒瓜。瓜子仁

甘、淡，寒。除烦止渴。解暑热酒毒，疗喉痹口疮，利小便，治血痢。性寒解热，有天生白虎汤之号。

多食寒中助湿。伤瓜者即以其皮煎服。

**瓜子仁**

甘，凉。清肺润肠，和中止渴。炒食补中。



## 葡萄 一名蒲桃。根、藤、叶

甘、平、酸、涩。入手太阳经。治胎上冲心，疗筋骨湿痹，除肠水，发痘疮。

配生藕、生地，捣汁和白蜜，治热淋涩痛。

多服令人烦闷目暗。

**根、藤、叶**

甘、平，涩。治呕哕，利小肠，消肿满及霍乱后恶心。

## 猕猴桃 一名藤梨

酸、甘、寒。入足少阴、阳明经。止暴渴，解烦热，调中下气。有实热者宜之。

多食冷脾胃，动泄澼。

## 甘蔗 一名竿蔗

甘，寒。入足太阴经。润燥生津，和中助脾。除热止渴，解酒消痰，止呕哕，利二便。

配生地、麦冬，治春温液涸。和生姜汁，治反胃干呕。和芦根汁、藕汁、人乳、童便、竹沥，治胃脘干枯。

### 沙糖 又呼紫沙糖

甘，温。入足太阴经。和中助脾，缓肝和血。润心肺，治痰嗽。

得乌梅，治噤口痢。得新汲水，治痘不落痂。 得姜汁，煎服，治吐逆喘嗽。

酒煎饮，活血。多食助热，损齿生虫。同笋食成瘕。

### 石蜜 一名白沙糖，一名冰糖

甘，寒。入足太阴经。润心肺，治痰嗽，解酒和中，助脾阴，缓肝气。

配枣肉、巨胜子，助脏生津。

## 果部 水果类四种

### 藕 藕节、藕皮、莲肉、莲薏、莲蕊须、莲花、莲房、荷叶、荷叶蒂、石莲子

忌铁器。

甘，平。入足太阴经血分。去瘀血，解热毒。除酒积，止泻痢，敷金疮，解蟹毒。

得姜汁，治霍乱烦渴。 得生地汁、童便，治伤寒口渴，产后闷乱。 和梨汁，治痰热。 和蜜饮，治烦渴。捣汁饮，治蟹毒。受其毒必痢。 调发炭，治血淋。

**藕节**

伏硫黄。

涩，平。消瘀血，解热毒，止一切血病。

得芎䓖为末，治鼻渊脑泻。　捣烂热酒服，治蟹毒下痢。

**藕皮**

散血。



**莲肉**

得茯苓、山药、白术、枸杞子良。

甘、涩、温。入足太阴、手少阴经气分。交心肾，厚肠胃，固精气，强筋骨，补虚损，利耳目。除寒湿，止脾泄久痢，白浊梦遗，及女人崩带，一切血病。

得茯苓、丁香，治产后呕逆。　得乳香，治白浊。得浮萍、生姜，治小儿热渴。　得甘草，治赤浊。　配龙骨、益智仁，等分为末，治遗精白浊。一方配白茯苓。配肉果，治胃虚呕吐。　佐参、连，治噤口痢疾。　米饮调服，治产后血竭。　猪肚为丸，益脾肺虚损。

止痢，炒用。补脾，蒸用。清心，生用。摄肾，不去皮。其皮又补脾阴。

多服令人气滞。大便燥结者勿用。

**莲薏** 即莲子内绿心

苦，寒。清心热，滋血渴。

得糯米，止劳心吐血。　得辰砂，治小便遗精。

**莲蕊须**

忌地黄、葱、蒜。

甘、涩、温。入手足少阴经。交构水火，会合水金。固精止泻，疗崩带，清心气。

得川柏，治欲火梦遗。

**莲花**

忌地黄、葱、蒜。

苦、甘、温。破血。酒调末服，治跌扑损伤，呕血不止。干荷花为末，酒服，神效。

**莲房** 一名莲蓬壳

苦、涩、温。入足厥阴经血分。消瘀散血。治血胀腹痛，及胞衣不下，止血崩、下血、溺血。

得香附炭，治产后血崩。 配荆芥炭，止血崩。入肝经药，治便血。

烧存性研末，入麝香少许，米饮下，治小便血淋。

调井底泥，涂天泡疮。陈久者良。下胞，酒煎。止血，烧炭。

**荷叶**

畏桐油。伏白银、硫黄。

苦，平。生发元气，足少阳甲胆之气，与手少阳三焦元气，同为生发之气。裨助脾胃。消水谷，发痘疮，涩精浊，除水肿，散瘀血，留好血，下胞衣，治吐衄及崩淋损伤，产后一切血症。

得升麻、苍术，治雷头风证。 得白僵蚕，治痘疮倒靥。得藁本，治脚膝浮肿。 得童便，治产后心痛。 得蚌粉，保伤寒胎孕。卷荷更好。蜜调服，并涂腹上。 配红花、姜黄，童便调服，治伤寒产后血运。 配蒲黄，止吐衄崩中。

活血，生用。止血，炒焦用。

**荷叶蒂** 一名荷鼻

苦，平。除恶血，留新血，初产者必需。

烧研，治下痢。赤痢沙糖调，白痢白蜜调。烧研末，糯米泔调服，安胎。

**石莲子**

得茯苓、山药、枸杞子、白术良。

苦，寒。清火敛热。实脾胃，止泻痢及淋浊诸症。

九月霜降后采。黑坚如石而沉水者，为石莲子。

今药肆中石莲，产广东树上，大苦大寒，不堪入药。

## 菱 即芰实

甘，寒。安中消暑，止渴解酒。

## 芡实 一名鸡头

甘、平、涩。入足少阴、太阴经。补脾助气，固肾涩精。治遗浊滞下，小便不禁。

得金樱子，涩精。　配秋石、莲肉、大枣，为丸盐汤下，治便数精滑。　佐生地，止血。　合菟丝子，实大便。

## 荸荠 即乌芋，又名地栗。

甘，微寒，滑。入足阳明经。消坚积，止消渴，疗黄疸。除胸中实热及五肿膈疾，误吞铜物。

得烧酒浸，封贮，治赤白痢。　配海蜇煮食，治痞块虫积。　入雄猪肚，瓦器煮食，治腹胀。　捣汁和酒温服，治便血。　烧研酒服，治妇人血崩。

辟蛊，晒干研末服。治胀，去皮食。作粉，可点目翳。

有冷气、孕妇禁食。

# 得配本草卷之七

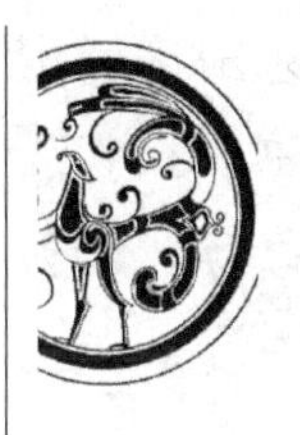

澹宁施雯文澍
姚江　西亭严洁青莲同纂著
缉庵洪炜霞城



## 木部 香木类二十二种

### 柏子仁

辛、平、微凉。入手少阴、足厥阴经气分。安五脏，宁神志，去鬼交，定惊悸，利虚秘，治惊痫。

得远志少许，升肾气交心。　配松子、麻仁，治老人虚秘。

去衣炒研，再将末铺纸上加重纸覆之，以熨斗文火熨之，三易其纸，俟纸无油痕入药煎。黄精汁煮炒用，亦妙。

痰多，肺气上浮，大便滑泄，胃虚欲吐，四者禁用。

### 侧柏叶

苦、涩、微温。入手太阴经血分。养阴清肺，止血和阳，生肌杀虫。泻呕逆火，涂汤火伤。

得川连，治尿血。佐槐花，治下血。得榴花，研末吹鼻，治鼻衄不止。得干姜、阿胶、马通汁，治吐血不止。配白芍，治月水不断。

生用凉。炙用温。

## 松脂 松节、松花

甘、苦，温。入手太阴、足阳明经。去风胜湿，除邪下气。煎膏，生肌止痛、排脓抽风。

配生铜屑，掺金疮出血。

炒黑，罨刀伤止血。

血虚者禁用。

**松节**

苦，温。燥血中之湿，除骨节间之风。

得乳香、木瓜，治转筋挛急。

**松花**

甘，温。润心肺，除风，止血。

配石膏、蒲黄，治产后壮热。

人乳拌蒸，润肺。

炙食则上焦发热。

## 杉　木

辛，温。治风毒奔豚，除心腹胀满，脚气冲心。

## 肉桂 桂枝

畏生葱、石脂。

甘、辛、热。有小毒。入足少阴经，兼足厥阴经血分。补命门之相火，通上下之阴结，升阳气以交中焦，开诸窍而出阴浊，从少阳纳气归肝，平肝邪扶益脾土，一切虚寒致病，并宜治之。专温营分之里，与躯壳经络之病无涉。

得人参、甘草、麦门冬、大黄、黄芩，调中益气。得柴胡、紫石英、干地黄，疗吐逆。蘸雄鸡肝，治遗尿。入阳药，即汗散。入血药，即温行。入泄药，即渗利。入气药，即透表。

去皮，勿见火，研末吞。若入药煎服，必待诸药煎好投入，煎五六沸，即倾出取服。

痰嗽咽痛，血虚内燥，孕妇，产后血热，四者禁用。

附子救阴中之阳，肉桂救阳中之阳。以桂性轻扬，能横行达表，走窜百脉也。

**桂枝**

辛、甘、微热。入足太阳，兼手太阴经气分。通血脉，达营卫，去风寒，发邪汗，为内热外寒之圣剂，治肩臂诸药之导引。

得茯苓，御水气之上犯以保心。得龙骨，使肾邪[①]由经脉以出表。配黄芩，转少阳之枢。佐人参，发阴经之阳。佐干姜，开阳明之结。使石膏，和表邪之郁。

勿经铁器，甘草汁浸，焙干用。

阴血虚乏，素有血症，外无寒邪，阳气内盛，四者

① 邪：原脱，据文义补。

禁用。《伤寒论》曰：桂枝下咽，阳盛则毙。

## 辛　夷

芎䓖为之使。畏菖蒲、黄连、蒲黄、石膏、黄环。恶五石脂。

辛，温。入手太阴、足阳明经气分。通九窍，利关节，行头脑，而散上焦之风热。

佐薄荷、石膏，治鼻流清涕。　佐川柏、牡蛎，治鼻渊如脓。

去心及皮毛，甘草汤浸炒，或芭蕉水浸，焙干用。

气虚，火盛，二者禁用。

## 沉　香

切要忌火。

辛、苦、温。入肾与命门。疗下寒上热，消风水肿毒。辟鬼疰，散郁结，下痰气，治吐泻，通经络，祛寒湿。

得木香，治胞转不通。　佐苁蓉，治大肠虚秘。佐熟地，能纳气归肾。

或入汤，或磨汁用。

中气虚，阴血衰，水虚火炎者，禁用。气虚，火盛，二者禁用。

## 丁　香

畏郁金。忌火。

辛，热。入足阳阳经气分。泄肺邪，温胃气，杀酒毒，除冷泻。

得五味子，治奔豚。　配甘蔗、姜汁，治干呕。

气血盛，火盛呕，口气盛，三者禁用。脾有郁火，溢入肺中，失其清和之气，而秽浊之气上行，则发为口气。

肉桂温能发表，丁香温能和胃。

## 檀　香

忌火。

辛，温。入手太阴经气分。辟邪去恶。除心痛，止霍乱，散冷积，解结气。夏月囊香，可辟臭气。

痈溃、阴虚，俱禁用。

白旃檀，调卫利膈。紫檀，和营消肿。

## 降真香

辛，温。入足厥阴经。入血分而降气，治怒气而止血。杀鬼辟邪，疗金疮，生肌肉，消肿毒，治肋痛。

取红者研用。

## 乌　药

苦、辛、温。入手太阴，兼足少阴经气分。治膀胱冲背之冷气，消风湿侵胃之寒痹。疗泻痢，止腹痛。磨水灌下，能治猫犬百病。

得木香，治腹冷气痛。　得川芎，治气厥头痛。　配小青皮，去五积切痛。　佐益智仁，治小便频数。

酒浸一宿，去心用。炒研用亦可。

气虚及内热者禁用。

## 枫香脂 一名白胶香，俗名云香

辛、苦、平。入脾肺二经。主风热之痧，胜肉里之湿。搽齿龈，止吐痢，活血生肌，排脓止痛。

配蛤粉、姜汁，治吐衄。

内服多不宜。

## 乳　香

辛、苦、温。入手少阴经气分。去风伸筋，活血除痢，并疗痘后余毒，并治跌打损伤。

得胆矾，烧研，敷甲疽努肉。　得鹿血、真茶，治心腹气痛。　配绿豆、朱砂，研调水服，托里护心。毒气外出，不致内侵。　佐枣仁，治胆虚不眠。　佐枳壳，令胎滑易产。

箬上烘去油，同灯心研则细。

## 没　药

苦，平。微寒。入十二经血分。乳香功专活血而定痛，没药功专散血而消肿。

得虎胫骨，治历节风痛。　配血竭、童便，去产后恶血。

箬上烘去油，同灯心研则细。

痈疽已溃，血虚腹痛，孕妇，三者禁用。

气血疼痛，疮毒壅肿，皆用乳、没治之。盖血滞则气瘀，气瘀则经络满，故痛而且肿，得乳、没以通其气血，肿痛自除。然气血之瘀滞，亦有气虚不行、血虚不动者。有邪气入于肌肉，致气血凝滞者。宜审其虚实，或补或散，以乳、没为佐，勿专恃散血活血之剂以为功也。

## 血竭

甘、咸、平。入诸阴经血分。止痛生肌，为和血之圣药。

配乳香，治慢惊瘛疭。　配没药，消腹中血块。

麒麟木之脂。敲断有光彩，磨指甲红透者佳。须另研，若同众药研，则作尘飞。

疮家多用，引脓不止。

## 安息香

辛、苦、平。入手少阴经。驱邪逐恶。下鬼胎，消蛊毒，禁梦魇，疗传尸。

## 苏合香

甘，温。入足太阴经。性暖气窜，通经达窍。和气血，通神明，杀鬼物，去三虫，禁梦魇，消蛊毒。

## 龙脑香

辛、苦、微热。入手太阴经气分。开气闭，使风邪内散，通关格，引热气外宣。杀诸虫，疗惊痫，退乳蛾，治舌肿，皆其辛散之力。

得麝香，内入骨髓，外走经络。　配川柏、麦冬，治梦漏口疮。经络中火邪一去，梦漏恍惚等症自除。 配猗猪血，宣发痘毒。

梅花片者为最。气虚者禁用。

怪症：舌出五六寸，药不能疗，用冰片末掺舌上即收。盖此症因阳盛极而然也。

## 樟脑 即樟树脂

辛，热。通关利滞，除湿杀虫。禀龙火之气，能于水中发火。

配朱砂，擦牙疼。

## 阿　魏

辛，温。入足太阴、阳明经。辟臭气，破痞块，杀小虫，消蛊毒，逐鬼邪，灭传尸，消肉积，下恶气。

得朱砂为丸，截鬼疟。 配蒌仁，治痢疾。 配五灵脂、狗胆汁，治噎膈痞积。

阿虞木内之汁。置铜器一宿，沾处白如银、汞者真。研细，热酒器上熰过入药用。

虚气作痞者禁用。

## 芦　荟

苦，寒。入足厥阴经。最捷于引经入肝。消风热，杀三虫，散瘰疬，治惊痫。镇心明目，利水除肿。

得朱砂，治风秘。 配甘草，敷疮瘘。 佐使君子，治脾疳。 入盐汤，漱齿䘌。和甘草研敷亦可。

脾胃虚寒作泻者禁用。

## 胡桐泪

咸、苦、大寒。泻热杀风虫，疗齿䘌，消瘰疬，除结核，清咽喉，止热痛。

配黄丹，掺走马疳。 佐地骨皮，漱牙宣露。

治喉，磨水扫之，取涎而愈。

多服令人吐。

# 木部 乔木类二十七种

## 川黄柏

伏硫黄，恶干漆。

苦，寒。入足少阴经血分。泻下焦隐伏之火，除脏腑至阴之湿；溲便癃秘，水泻血痢，由湿热致者，宜此治之。

得肉桂，治咽痛。桂乃命门之匙，赖以开之。 配知母，降肺火。 佐苍术，治湿痿。柏可直入。 使细辛，泻脬火。辛用二、三分。

治上，酒制。治中，蜜炙。治下，盐水制。止崩带，炒炭。涂疮，乳调。

脾胃虚泻，尺脉细弱，二者禁用。

川柏补水，以其能清自下泛上之阴火，火清则水得坚凝，不补而补也。盖阴中邪火，本非命门之真火，不妨用苦寒者除之。若肾中之真水不足，水中之真火虚浮于上，宜用二地以滋之，水足火自归藏也。

如误投知、柏，水愈燥而火愈炎，反成孤阳飞越，莫可救矣。

又曰：命门之火，安其位为生生之少火，出其位即为烁阴食气之壮火。是畏火也，非急除之不可，川柏、丹皮，在所必需。然少火出位，失水之源，用川柏之苦燥，不若丹皮之辛润，为无伤于真阴也。

## 厚　朴

干姜为之使。恶泽泻、硝石、寒水石。忌豆。

苦、辛，温。入足太阴、阳明经气分。除肠胃之浊邪，涤膜原之秽积。破郁血，去结水，消宿食，散沉寒。

得炒姜，治肠风下血。邪去血自归经。　配黄连，治带下。湿热消也。　配杏仁，治气逆急喘。寒邪去也。佐白茯苓，治尿浑。邪气消也。　佐解表药，却卫气之有余。寒邪乘之则有余。　佐分理药，清大肠之多阻。

去粗皮，姜汁炒，或醋炒用。

暴泻如水，肠胃虚，忌辛散。胃虚呕恶，脾阴不足，孕妇，服之损胎元。四者禁用。

## 杜　仲

恶玄参、蛇蜕皮。

辛、甘、淡，气温。入足少阴经气分。除阴下之湿，合筋骨之离，补肝气而利于用，助肾气而胎自安。凡因湿而腰膝酸疼，内寒而便多余沥，须此治之。

得羊肾，治腰痛。　配牡蛎，治虚汗。　配菟丝、五味，治肾虚泄泻。配糯米、山药，治胎动不安。佐当归，补肝火。入滋补药，益筋骨之气血。入祛邪药，除筋骨之风寒。

去粗皮用。治泻痢，酥炙。除寒湿，酒炙。润肝肾，蜜炙。补腰肾，盐水炒。治酸疼，姜汁炒。

内热，精血燥者，禁用。

肾中之气不足，因之寒湿交侵，而腰足疼痛，用杜仲温其气，燥其湿，而痛自止。故合破故、胡桃、为蟠桃果，治腰膝酸疼之胜药。若精水不足，内多虚热者，用此治之，水益燥，火益盛，其痛更甚。如略用钱许，为熟地之使，则又能理气而使之不滞。

## 椿白皮 荚

苦、涩、微温。入手足阳明经血分。治血崩赤带，利肺胃积痰，缩小便，止遗精，去疳𧏾，疗久痢。

得诃子、丁香，治休息痢。配苍术、枳壳，治脾毒肠风。配干姜、川柏，治湿热带下。

去粗皮，醋炙或蜜炙，随症制之。

滞气未尽，脾气虚寒，真阴不足者，禁用。

香者为椿，臭者为樗。椿皮入血而涩，樗皮入气而利。俱宜丸散，不入煎药。

**荚** 名凤眼草

清血内髓中之湿热。

## 樗 白 皮

洗疥疮风疽，去疳虫蛔痛。

配参末米饮下，治挟热痢。

## 干　漆

半夏为之使。畏鸡子、紫苏、杉木、漆姑草、蟹。忌猪脂。

辛，温。有毒。性急飞窜，能破关节凝结之瘀血。

得牛膝，治妇女经闭。加生地更好。　得芜荑，治小儿虫病。

炒烟尽，不宜存性。用铁浆甘豆汤可解其毒。

血枯经闭者，投之立毙。

## 梓白皮

苦，寒。解热毒，去三虫，能引邪下泄。温病复感寒邪，变为胃啘者，煮汁饮之。

配连翘、赤小豆，治温热发黄。

## 海桐皮

苦，平。入血分，行经络，达病所。去风湿，杀诸虫。

得蛇床子，擦癣虫。

血少火炽者禁用。

## 川楝子 即金铃子

苦，寒。有小毒。入足厥阴经。导小肠膀胱湿热，引心胞相火下行。除伤寒大热发狂，止上下热厥暴痛。

得吴萸，疗气痛囊肿。　得破故、茴香，除偏坠。

配延胡，止热厥心痛。　合芎䓖、猪胆，治五痔。

清火，生用。治疝，煨用。气痛，酒蒸用。用肉，去皮核。用核，槌碎，浆水浸，煮熟去肉用。

脾胃虚寒者禁用。

## 土楝子 根白皮

微苦，寒。泄阳明、厥阴之邪热。专主中焦乳病。

配猳鼠粪、露蜂房，治已溃之乳岩。　配红枣，煮汁常饮，治未溃之乳岩。

**根白皮**

苦，寒。微毒。主杀虫，利大便。

## 槐蕊 皮、子、叶、胶、栭

景天为之使。

苦，凉。入手阳明、足厥阴经血分。除五内之邪火，祛皮肤之风热，除痢杀虫。

得郁金，解热结溲血。　配桃仁，治疔疮肿痛。配栀子，治酒毒下血。　佐荆穗，除风热便血。

治喉痹，炒嚼。治舌血，炒研掺。入汤药，微炒。催生，酒服。

**皮**

治中风拘挛，齿痛疳䘌，消痈解毒，止痛长肉。

**子**

苦，寒。入足厥阴经气分。脾胃湿热生痰，内虫隐见莫测，子脏血热致痛，肝气结乳为瘕，非此不能消散。

配枳壳、当归，治肠风。　入牛胆阴干，明眼目。

牛乳拌蒸。

脾气不足者禁用。

**叶**

苦，平。入足厥阴、阳明经。除牙齿诸风，及疥癣疔毒。凡小儿惊痫壮热，入药煎服，无不见效。

配桑叶、甘草，治霍乱烦闷。

**胶**

苦，寒。入足厥阴经。治毒风筋急，疗四肢顽痹，兼除身若虫行，腰背强硬。破伤风多此症。

煨熟绵裹塞耳，治风热聋闭。

汤、散、丸，煎俱可。

血虚、气滞，二者禁用。

**栭** 即木耳

苦、辛、平。祛风破血。烧研水服，除虫心痛，止肠痔血，疗妇人阴疮。

配赤石脂，治月水不断。

酒可拌炒。

久服有衰精冷肾之害。

## 秦　皮

苦瓠、防葵、大戟为之使。恶吴茱萸。

苦，寒、涩。入足厥阴、少阴经。治下痢崩带，疗风寒湿痹，祛肝热，点白膜。煎汁澄清，频点自效。秦皮能达木郁，木不郁则诸症悉除。

配滑石、川连，洗赤眼生翳。　配川连、竹叶，治眼暴赤。

怪症：田夫忽然发癞，遍身溃烂，号呼欲绝，此天蛇毒也。用秦皮煮汁一斗，二三次服之。

## 合欢皮 即夜合

甘，平。入手足太阴经。安五脏，治肺痈，又能补心脾之阴。

得阿胶，治肺痿吐血。　配白蜡煎膏，长肌肉，续筋骨。　配白芥子，内服外敷，治跌打折骨。

去粗皮，炒用。

## 皂角 荚如猪牙，名牙皂。子、刺

柏实为之使。畏人参、苦参、空青。恶麦门冬。伏丹砂、粉霜、硫黄、硇砂。

辛、咸，温燥。有小毒。入足厥阴、阳明经气分。开窍通关，达三焦之气，宣膀胱之滞。搜风逐痰，辟邪化谷。

配蛤蜊壳，消乳痈。　佐白矾，吐风涎。　佐海石，去膈上横结之痰。　佐铁花，坠痰秽上逆之气。使羊肉，治肠风。　合半夏末，取鼻嚏。

去粗皮、弦、子，酥炙或蜜炙，或取汁，或烧炭用。通大肠，入蜜熬膏。

阴虚痰盛，热极生风者禁用。

**子**

疏五脏风热，通大便秘结。

煮熟去黄皮，煅存性用。

**刺**

辛，温。性锐。去风杀虫，能引诸药至痈疽溃处。

攻毒，连尖。不使疮破，去尖。

## 肥皂荚 核

柏实为之使。畏人参、苦参、空青。恶麦门冬。伏丹砂、粉霜、硫黄、硇砂。

辛，温。入足厥阴经。除风湿，破坚癥，通关节，疗肿毒。

得莱菔子，治一切痰气。

去筋膜。酥炙，烧炭，酒炒绞汁，依方法制。

**核**

甘，温。腥。除风热，治瘰疬。

得枳壳，治里急后重。　得槐实，治肠风下血。

煮熟，去皮用。

## 没石子

苦，温。入足少阴经。治肠虚冷痢，阴疮阴汗，摄精固齿，乌须发，生肌肉。

配甘草，掺口疮。

去虫食者炒研，或泡，或用浆水于沙盆中研末，焙干用。

## 诃黎勒 一名诃子。皮

苦、酸、温。入手太阴、阳明经。敛肺降火。止胎漏，疗崩带。治肾气奔豚，止痰嗽喘急，收泻血脱肛，去心腹胀满。

得橘皮、厚朴，泄气。　配乌梅、五味子，敛血。佐肉果，止水泻。　佐白术，厚肠胃。

六路纹者良。或多或少，便是他种。酒蒸去核取肉用。清金行气，生用。温胃固肠，煨用。元气虚陷者，当避其苦降之性。

嗽痢初起，肺与大肠实热，俱禁用。

**皮**

消腹中之恶物。

## 水杨枝叶 根、檽

苦，平。行气血。捣汁，治久痢赤白。

**根**

生捣，贴乳痈。

**檽** 即木耳

苦、辛、平。入足阳明经。去风破血，调中理气。除痰涎，止反胃。

烧研水下，治虫心痛，疗肠痔血。

胃虚弱者禁用。

## 柳枝 叶

苦，寒。入足阳明、厥阴经。去风热，除湿痹。

治黄疸，煮服。熨肿痛，酒煮。

**叶**

苦，寒。治天行热病，疗传尸骨蒸。下水气，除白浊。煎汤洗诸恶疮。

阴干为末，入姜汁于铁器中调，摩治眉毛脱落。

## 赤柽柳枝叶 俗名西河柳

甘、咸、温。入足阳明、手太阴经。解温疫之躁乱，开肌肉之邪结。一切风火厉气，非此不能达表。

## 榆白皮

甘，平。滑利。入手足太阳经。利诸窍，通二便，下有形留着之物。治淋肿、喘咳、不眠。火气下降则寐。

配归身，治堕胎下血。火清血止。 调鸡子清，治五色丹毒。

初生荚仁作羹食，令人多睡。

胃气虚寒者禁用。

## 芜荑

辛、苦、温。入手足太阴经气分。除皮肤骨节中邪气，淫淫如虫行。祛五内风湿，止大肠冷滑，杀虫化食，在所必需。虫因湿而生，食因寒而滞。

得槟榔，杀诸虫。 配干漆，治虫痫。 配诃子、豆蔻，治小儿疳泻冷痢。 配川连，治疳热生虫。加猪胆汁、麝香，更效。 配川连末，猪胆汁丸，疗惊喑。风热去也。 配暖胃益血理中等药，治鳖瘕。大如鳖，小如钱，上侵咽，下蚀肛。 君猪脂，涂热疮。 拌蜂蜜，搽湿癣。

去壳，炒。杀虫，和面炒。

脾肺燥热者禁用。

## 苏方木 一名苏木

甘、辛、咸。入足三阴经血分。达下焦，泄大便，破死血，散痈肿，排脓止痛。

得人参，疗产后气喘。　配乳香，治血风口噤。使防风，发表里风气。

剉碎，酒煮浓汁入药，治跌扑血瘀作痛。

少用和血，多用破血。

血虚内痛，勿得乱投。

## 棕榈

苦、涩、平。治泻痢肠风，止崩中带下。

得发炭，治吐衄。　配乌贼骨，治血淋。　和枯矾末，治血崩。　和蜜、茶，治肠血。合栝蒌炭亦可。　合侧柏、卷柏炭，饭丸，止远年下血不止。

笋、花、子皆可用，均宜烧炭调服，不入汤煎汁。

痢初起者禁用。

## 乌桕根白皮

苦，凉。利水通肠，功胜大戟。

配木通、槟榔，治水肿。　和面作饼，治盐齁痰喘。

慢火炙黄，亦可捣用。

切勿多用、久用。

## 巴豆 一名刚子

得火良。芫花为之使。畏大黄、藜芦、黄连、芦笋、酱豉、豆汁、冷水。恶蘘草、牵牛。

辛，热，有毒。刚猛之性，走气溃坚。荡涤肠胃之积滞，驱除脏腑之阴霾，片刻间靡不奏效。

得乳、没、黄占，治积痢。 得硼砂、杏仁、牙皂，水丸服，治痰哮。 燃灯吹灭，以烟熏鼻，治中风痰厥。

不去膜，伤胃；不去心，伤肾。炒熟，令烟尽至黑色，去油极尽用。

用之不当，脏腑溃烂。中其毒，绿豆汁解之。

## 大枫子

辛，热，有毒。行水破血。取油治疮疥，有杀虫劫毒之功。

得苦参，治风癞。

去壳，日久油黄，勿用。

最伤血分，内服害目失明，不可不慎。

# 木部 灌木类二十一种

## 桑根白皮 即桑根皮。桑椹、桑叶、桑枝、桑霜

桂心、续断、麻子为之使。忌铁。

甘、辛、寒。入手太阴经气分。泻肺火，降肺气，

利二便，驱痰嗽，散瘀血，杀寸虫。又皮主走表，治皮里膜外之水肿，除皮肤风热之燥痒。

得糯米，治嗽血。　配茯苓，利小便。

疏散清热，生用。入补肺药，蜜水拌炒。

肺虚，小便利者，禁用。根出土生者，有毒杀人。

**桑椹**

甘，凉。入足少阴经血分。补水生津。和血脉，利五脏，通关窍，解酒毒。

入糯米酿酒，治水肿胀满。　得生熟地，治阴虚火动。

清小肠之热，生用。通关节，酒蒸晒。补肾阴，熟地汁拌蒸晒。

胃寒，大便滑，二者禁用。

**桑叶**

甘，寒。入手足阳明经。清西方之燥，泻东方之实。去风热，利关节，疏肝，止汗。

得生地、麦冬，治劳热。　配生地、阿胶，治嗽血。

阴干，芝麻研碎，拌蒸用。

肝燥者禁用。

**桑枝**

甘、苦、平。入手太阴经。治风湿，通关节，除肺咳，利小便，散寒消食。

得桂枝，治肩背痹痛。　配益母，煎膏，治紫白癜风。

切碎炒香。治风湿，酒蒸。消食，煅炭。

气虚者禁用。

**桑霜** 即桑树炭

辛，寒。治噎食积块。外用能钻筋透骨，为抽疔拔毒之品。

配川连，洗目赤肿。 配猪胆汁，涂热毒。中留一孔，以出毒气。

取东引桑根，带皮煅炭亦可用。

出土生者杀人。

## 楮实子 一名榖实。树汁、树皮、树叶

甘，平。入足太阴经气分。益颜色，充肌肤，利阴气，通九窍，逐水明目。

得茯苓，治水臌。 得大腹皮，除水肿。 调井水，治喉痹。

水浸，浮者去之，酒拌蒸，焙干用。

久服、多服，成骨软痿症。脾胃阴虚，肾水不足，口舌干燥，俱禁用。

**树汁**

甘，平。治天行病后胀满，涂癣及蝎螫、犬咬伤。

**树皮**

逐水。

**树叶**

煎汤洗恶疮瘾疹。煎汁如饧，空腹一日三服，治水肿。

## 山栀子

苦，寒。入手太阴经血分。主屈曲下行。泻三焦之

郁火，导痞块中之伏邪，最清胃脘之血热。心烦懊憹，颠倒不眠，脐下血滞，小便不利，皆此治之。

得滑石，治血淋溺秘。 得良姜，治寒热腹痛。得柏皮，治身热发黄。 配连翘，治心经留热。心热则赤淋。 佐柴胡、白芍，治肝胆郁火。 使生地、丹皮，治吐衄不止。

微炒去皮，水煎二十枚，治吃饭不化直出。

上焦、中焦，连壳。下焦，去壳。洗去黄浆炒用。泻火，生用。止血，炒黑。内热，用仁。表热，用皮。淋症，童便炒。退虚火，盐水炒。劫心胃火痛，姜汁炒。热痛，乌药拌炒。清胃血，蒲黄炒。

邪在表，虚火上升，二者禁用。

山栀、丹皮、白芍、龙胆，皆泻肝家之火，其中却自有别。盖肝喜散，遏之则劲，宜用栀子以清其气，气清火亦清。肝得辛为补，丹皮之辛，从其性以醒之，是即为补。肝受补，气展而火亦平。肝气过散，宜白芍制之，平其性即所以泻其火，使之不得自逞。火盛肝气必实，龙胆苦以泄其气，寒以制其火，故非实胆草勿用。如不审其究竟而混投之，是伐其生生之气，即使火气悉除，而人已惫矣。

## 酸枣仁

恶防己。

酸，平。入足厥阴，兼入手少阴经血分。收肝脾之液，以滋养营气。敛心胆之气，以止消渴。补君火以生胃土，强筋骨以除酸痛。

得人参、茯苓，治盗汗。无火可用。　得生地、五味子，敛自汗。心火盛不用。　配辰砂、乳香，治胆虚不寐。有火勿用。　配地黄、粳米，治骨蒸不眠。枣仁只用一钱。

去壳，治不眠。炒用，治胆热不眠。生用，止烦渴虚汗。醋炒，醒脾。临时炒用恐助火，配二冬用。

肝旺烦躁，肝强不眠，服之肝气敛，火益盛。心阴不足，致惊悸者。血本不足，敛之益增烦躁。俱禁用。

世医皆知枣仁止汗，能治不眠。岂知心火盛、汗溢不止，胆气热、虚烦不眠，阴虚痨瘵症，有汗出上焦而终夜不寐者，用此治之，寐不安而汗更不止。

## 蕤　仁

甘，微寒。入手少阴、足太阴、厥阴经。破心气，下结痰，治鼻衄，疗目疾。凡心肝脾血分病由风热者所需。

水浸去皮尖，研用。治好眠，生用。治不眠，熟用。用通草少加芒硝水，煮一伏时，研膏入药。

川连、蕤仁等分，研匀，取无蚛干枣二枚，割去下头，取出核，以二物填入于中，仍以割去者合定，用薄绵裹之，盛茶杯置银器中，文武火煎取一鸡子大，再以绵滤之，收点眼疾，无不神效。

## 山　茱　萸

蓼实为之使。恶桔梗、防风、防己。

酸，温。入足厥阴、少阴经血分。收少阳之火，滋厥阴之液，补肾温肝，固精秘气。暖腰膝，缩小便，敛内风，涩阴汗，除面皰，止遗泄。

去核酒蒸，带核则滑精。

命门火盛，服之助火精遗。阴虚血热，肝强脾弱，木克土则泻。小便不利，四者禁用。

## 金樱子

甘、涩、微酸，性温。入足少阴经血分。固精秘气，止血生津。治虚痢，收虚汗，敛虚火，平虚嗽，定虚喘，疗怔忡。

得人参、熟地，治精从便出。　配芡实、莲子，治阴虚作泻。

霜熟时采用，不及时反令人泻。去毛刺用。

不当涩而涩之，令人减食。隧道不能通畅也。

## 郁李仁

忌面及牛马肉。

辛、苦、甘、酸。入足太阴经气分。开幽门，下结气，导大肠之结，利周身之水。

得酒煮饮醉，治目不闭。此因悸病也。目系内连肝胆，胆受惊气而然。

去壳研用。去惊风，酒炒。

大便不实者禁用。

邪气结于胃府，用下药而不下，此幽门未开也。惟李仁开之，邪气自流而下。再者，惊恐后寒热如疟，治疟之剂不效，此惊气结于胆下，胆因气积，横而不垂。惟郁李去胆下之惊气，以散其结，则寒热自除。是李仁之用，不仅如麻仁之为润剂也。

## 女贞子 叶

甘、苦、凉。入足少阴经。养阴气，平阴火。一切烦热骨蒸，虚汗便血，目泪虚风，因火而致者，得此治之，自无不效。其能黑须发，善行水，乃补肾补脾之力也。

配补脾暖胃药，不致腹痛作泻。

洗去衣皮，酒拌蒸，晒干用。淡盐水拌炒亦可。

脾胃虚寒，肾阳不足，津液不足，内无虚热，四者禁用。

**叶**

微苦。除风散血，消肿定痛。

捣汁，含浸舌肿胀出。

## 卫矛 即鬼箭羽

苦，寒。破血杀虫。去鬼魅之蛊疰，消风毒之肤肿。

得归尾、延胡，治儿枕硬痛。　配穿山甲，治鬼疟日发。

去赤毛，酥炙。

## 南烛子 俗名乌米饭。根、叶

酸、甘、平、微凉。入足少阴经血分。强筋骨，摄精气。

得桑椹，助肾阴。　配生地，治阴火。

润肠，蜜水拌蒸。去风火，酒拌蒸。补肾，盐水拌蒸。

脾胃虚寒者禁用。亦有用之而不泄者，以酸敛故也。

**根、叶**

止热。除盗汗，益气力。

烧研，热水调服一钱，下误吞铜铁。

## 五　加　皮

远志为之使。畏玄参、蛇皮。

辛、苦、温。入足厥阴、少阴经气分。去风湿之在骨节，逐瘀血之在皮肤。除寒痛，止遗沥，杀阴虫，疗疝气。

得牛膝、木瓜，治脚痹拘挛。　配丹皮、当归、赤芍，治妇人血风劳。

饮酒生痰火者，酒浸啜之。

肺气虚，水不足，二者禁用。

## 枸杞子 苗、叶、地骨皮

味甘，微温而润。入足少阴，兼厥阴经血分。补肝经之阴，益肾水之阳。退虚热，壮神魂，解消渴，去湿风，强筋骨，利二便，下胸胁气，疗痘风眼，止阴虚腰痛，疗肝虚目暗。

得麦冬，治干咳。　得北五味，生心液。　配椒、盐，理肾而除气痛。　佐术、苓，补阴而不滑泄。

甘草汤浸，或好酒浸蒸。恐温热，童便拌蒸。

大便滑泄，肾阳盛而遗泄，二者禁用。

怪症：胁破肠出，臭秽异常，急用香油摸肠送入，煎杞子加人参服之，再吃羊肾粥，十日而效。

**苗、叶** 名天精草

伏砒、砂。

甘、苦、凉。清上焦心肺客热，代茶止渴。

**地骨皮** 即杞子根皮

制硫黄、丹砂。

味淡，性寒。入足少阴、手太阴经血分。降肺中伏火，泻肾虚热。上除风热头风，中平胸胁肝痛，肝火熄，痛自止。下利大小肠闭，热清便自行。除无定之虚邪，退有汗之骨蒸。

得生地、甘菊，益肝肾阴血。 配青蒿，退虚热。得麦冬、小麦，治骨节虚燔。 配红花研末，敷足趾鸡眼，作痛作疮。 君生地，治带下。湿热去也。

鲜者，同鲜小蓟煎汁洗，治下疳。鲜者捣碎，煎浓汤，淋洗恶疮。脓血不止。更以细白穰贴之，即愈。

去骨热，甘草汤浸一宿，焙干用。刮去粗皮，取细白穰，可贴疮。

中寒者禁用。

## 黄荆根 即牡荆

防己为之使。畏石膏。

苦、微辛。入手少阴经。治心风、头风，肢体诸风，解肌发汗。用叶并嫩头捣烂，罨毒蛇螫伤，洪肿发泡。捣取汁频涂，亦效。

配荆芥、荜茇，煎水，漱风牙痛。

## 荆　沥

辛、甘。入手少阴经。除风热，开经络，导痰涎，行血气，止消渴，解热痢。治心闷发热，头风旋运目眩，心头漾漾欲吐，中风失音，痰迷心窍，小儿心热惊痫。

配竹沥、姜汁，治风热、风痰。气虚不能食者，用淡竹沥；气实能食者，用黄荆沥。

取沥法：用新采黄荆茎截尺余长，架于两砖上，中间烧火炙之，两头以器承取。热服，或入药中。

令人不睡，气虚食少者忌用。

## 蔓荆子

恶乌头、石膏。

辛、苦、微温。入足太阳、厥阴经气分。搜肝风，祛寒湿，除头痛，止睛疼，利九窍，杀白虫，治湿痹拘挛，疗脑鸣齿痛。

配马蔺，治喉痹口噤。　配蒺藜，治皮痹不仁。

去膜拷碎，酒蒸用，或酒拌炒用。

胃虚，服之恐致痰疾。血虚头痛，二者禁用。

## 紫荆皮

苦，寒。入足厥阴经血分。活血行气，消肿解毒。治经水凝涩，疗小便不通。

配老酒，治产后诸淋。

酒拌炒用。

## 木槿根皮 花

甘、滑、微寒。入手阳明、太阳经。润燥活血。治赤白带下，疗肠风久痢，除湿热，利小便，擦顽癣，杀疮虫。

擦癣，肥皂水浸，或浸汁磨雄黄尤妙。

**花**

甘、平、滑。治症与根皮同。

配糯米，治反胃吐食。

## 芙蓉花 根、叶、皮

微辛，平。清肺凉血，散热解毒。消肿，排脓，止痛。

配莲房炭，治经血不止。　得生赤小豆末，和蜜捣涂一切疮毒。留头频换。

或鲜捣，或阴干研末用。

**根、叶、皮**

治症与花同。

## 山 茶 花

苦、微辛，温。入血分。治肠风下血，吐咯衄血。研末调麻油，涂汤火伤。

入童便、姜汁及酒调服，可代郁金。

取红者，阴干用。

## 密蒙花

甘、平、微寒。入足厥阴经。去肝家之燥热，消风眼之赤脉，青盲及疳气攻目，亦可施治。

配川柏根，治障翳。

酒浸，取出晒干，蜜蒸用。

## 木部 寓木类六种

### 白茯苓 皮、赤茯苓、茯神、黄松节

得甘草、防风、芍药、麦门冬、紫石英，疗五脏。马蔺为之使。畏地榆、秦艽、牡蒙、龟甲、雄黄。恶白敛。忌米醋、酸物。

甘、淡、平。入手足少阴、太阴、太阳经气分。性上行而下降，通心气以交肾，开腠理，益脾胃。除呕逆，止泄泻，消水肿，利小便。除心下结痛，烦满口干，去胞中积热，腰膝痹痛，及遗精、淋浊、遗溺、带下，概可治之。以其能利三阴之枢纽，故治无不宜。

得人参，通胃阳。　得白术，逐脾水。　得艾叶，止心汗。　得半夏，治痰饮。　得木香，治泄痢不止。配黄蜡，治浊遗带下。　君川连、花粉，治上盛下虚之消渴。　加朱砂，镇心惊。能利心经之热，故可治惊。

去皮。补阴，人乳拌蒸。利水，生用。补脾，炒用。研细入水，浮者是其筋膜，误服之损目。

上热阳虚，虚阳上浮，故热。气虚下陷，心肾虚寒，

汗多血虚，水涸口干，阴虚下陷，痘疹灌浆，俱禁用。

怪症：手十指节断坏，惟有筋连，无节肉，出虫如灯心，长数寸，遍身绿毛卷，名曰血余。以茯苓、胡黄连煎汤饮之愈。

**皮**

专行水，治水肿肤胀。肿而烦渴，属阳水，宜五皮饮。若溏而不渴，属阴水，宜实脾，不应利水。

配椒目，治水肿尿涩。

**赤茯苓**

甘、淡，平。入手少阴、太阳经气分。专利湿热。

**茯神** 抱松根生者

得、使、畏、恶、忌，与白茯苓同。

主治与茯苓同，但茯神入心之用多。治心虚健忘，疗风眩，安魂魄。较茯苓之淡渗稍差，然总属渗泄之物，心无火而口干者，不宜轻用。

得灯草，退心火。 配金银，镇惊悸。 配竹茹，利惊痰。 佐沉香，消阴气。 使远志，逐心邪。 使菖蒲，散心气。

去皮、木用。恐燥，人乳拌蒸。

**黄松节** 即茯神中木

苦，温。治骨风，疗健忘，止指节痛，除血中湿。

配乳香、木瓜，治筋挛疼痛。

好酒浸透用。血虚者禁用。

## 琥　珀

甘，平。入手少阴、足厥阴经气分。达命门，利水道。散瘀破坚，宁神定魄。

得朱砂，治胎惊。　配朱砂、全蝎，治胎痫。　佐大黄、鳖甲，下恶血。　和鹿葱，治淋沥。

拭久吸得芥子子起者真。研粉，滚水泡，候冷，凝如石花，冲药用。

肾虚溲不利者禁用。

## 猪　苓

淡、苦。入足少阴、太阳经。去心中水湿之懊憹，分疟疾阴阳之交并。能于阳中降阴。

目昏，无湿而渴，二者禁用。泻水故也。

王损庵治疟，每加猪苓于汤药中。以阴阳上下交争，遂致寒热更作，用升、柴升阴中之阳，用知、苓降阳中之阴。外加猪苓一味，理上焦而开腠理，使邪气外达也。

## 雷　丸

厚朴、芫花、蓄根、荔实为之使。恶葛根。

苦，寒。有小毒。入手足阳明经。燥脾除热，消积杀虫。湿热除，虫之巢穴自倒。

甘草汁浸，酒拌蒸，或泡用。

色赤者杀人。

怪症：皮肉生虫，行如蟹走，声如孩啼。此筋肉之化。用雷丸合雄黄各一两，为末，掺猪肉上炙熟食之。

又腹中作声，随人言语，此名应声虫，用板蓝汁一碗，分五次服之，再服雷丸，必效。

## 桑上寄生

忌火。

苦，平。入足厥阴经。去风湿，益血脉。主崩漏，散疮疡，安胎下乳，兼治胎产余疾。

配阿胶，治胎动腹痛。　配芎、防，治下痢脓血。

桑上节间生出，缠附桑枝者，名寄生。折断有深黄色者真。

杂树上生者多害人。

## 柳上寄生

苦，平。捣汁服，治膈气刺痛。

# 竹部 四种

## 淡竹叶 淡竹茹、淡竹沥

畏皂刺、油麻。

甘、淡，微凉。入手太阴、少阴、足阳明经。清咳气上冲，除风邪烦热，止吐血，利小水。

得芍药，清肝胆之火。　得橘皮，治上气发热。佐小麦、石膏，治时行发黄。

苦竹不入药。

**淡竹茹**

畏皂刺、油麻。

甘，微寒。入足少阳、阳明经。清上焦之火，消虚热之痰。疗惊悸、止胎动、呕啘噎膈、吐血崩中，因内火致者，非此不治。

得鸡子，治饮酒头痛。　配蒌仁，治妇女劳复如中风状。

肉薄，节间起白霜者。刮去青皮，用第二层。

**淡竹沥**

姜汁为之使。畏皂刺、油麻。

甘，寒。治狂闷，利九窍。疗破伤中风，止因触胎动，养血明目。凡痰在经络四肢胸膈及皮裹膜外，非此不达不行。

和姜汁，治中风热郁之痰。　合地黄，治时症阴虚之热。

肠胃寒湿者禁用。

## 天竹黄

伏粉霜。

甘，凉。入手少阴经。凉心热，镇肝风，利关窍，辟邪恶。除昏昧谵妄，病后痰郁。

生南海镛竹中。此竹极大，又名天竹，其内有黄，结成如竹节片者真。

其气味功用与竹沥同，而无寒滑之害。

## 竹根

苦，寒。能下五脏热毒气。

气虚者禁用。

## 竹　衣

清肺火，通肺气。虚火伤金，失音不出者，用此治之。竹内白衣如纸者。

# 服帛部 七种

## 故　锦

治血症，敷口疮脐毒。

配茶清，治上气喘急。

烧灰研末。

## 丝　锦

治吐衄崩中，赤白带下，及金疮出血不止。

烧灰研末。

## 黄　绢

补脬损，洗头疮溃烂。

配棕榈炭、京墨炭，治妇人血崩。　配丹皮、白及末，治产妇脬破。服之不可作声。

止血，烧灰用。

蚕吐黄丝所织，非染色也。

## 白　布

甘，温。主血崩金疮。

## 棉花子油

辛，热。微毒。主恶疮疥癣。燃灯损目。

## 青　　布

解诸物毒。治天行热烦。

配醋煮擦，治转筋入腹。　配姜汁，治霍乱。

## 裈　　裆

阴阳易病，可烧灰服之。并所交女人衣裳覆之。

# 得配本草卷之八

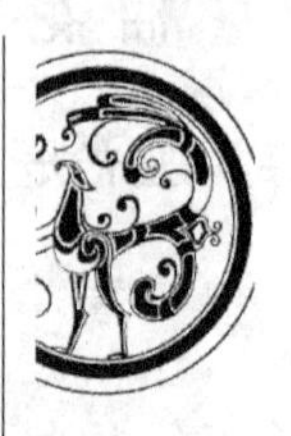

澹宁施雯文澍
姚江　西亭严洁青莲同纂著
缉庵洪炜霞城

## 虫部 卵生类十四种

### 蜂蜜 黄蜡

忌与生葱同食。

甘，平。入手足太阴经。润燥生津。除心烦，通便秘，能缓燥急之火，并解诸般之毒。

得姜汁，治初痢。　和生地汁，治心腹刺痛。　拌薤白，涂汤火伤。　入牙皂，通便结。将蜜煎膏，入牙皂末少许，作锭塞粪门，便自下。

每斤入水四两，桑柴火熬，掠去浮沫，至滴水成珠用。

**黄蜡**

恶芫花、齐蛤。忌与生葱同食。

味涩，微温。入足阳明经。止痛生肌。疗下痢，续绝伤。凡荡涤下焦之药，裹丸吞之，免伤上部。

配川连、阿胶，治下痢腹痛。

烊化，入水十余次，色变为白，亦名白蜡。调阳气，安胎漏。

暴痢者禁用。

## 露　蜂　房

恶干姜、丹参、黄芩、芍药、牡蛎。

甘，平，有毒。入足阳明经。驱肝风毒犯于胃，治外疡毒根于脏，兼使痘粒分窠，能疗惊痫瘈疾。

得蛇蜕、发炭，酒下，消疔肿。　填鼠粘子煅炭，酒下，治乳痈。　烧炭和酒，敷重舌。　入盐煅炭，擦虫牙。

悬于树上，受风露者佳。草蜂房，大如拳，可用。山蜂房，大有尺余至一二丈，大有毒，不宜用。贼风感者，用之无效。

痈疽溃后禁用。

## 虫白蜡 俗名白占

甘，温。生肌止痛，止血接骨。

得鲫鱼，治肠红。　配合欢皮为膏，长肌肉。　入凉血滋肾药，疗尿血。　入丸散，杀瘵虫。

## 五倍子 一名文蛤。百药煎

咸、酸，寒、涩。入大肠经气分。敛肺止血，收痰止汗，除泻敛疮。

得盐梅，治小便尿血。　得乌梅，疗赤痢不止。

配五味子，止黄昏咳嗽。配蔓荆子，治风毒攻眼。配鲫鱼，治脏毒。配白矾，治肠风下血。和荞麦面，治寐中盗汗。合全蝎，掺聤耳。合黄丹，敷风眼赤烂。合腊茶叶末，搽阴囊湿疮。加腻粉少许更好。

或炒，或生用。

**百药煎** 即倍子酿过者

酸、咸、微甘。清肺化痰。能聚周身顽痰于一处。

得槐花，治酒毒血痢。佐荆炭，治大便下血。合生白矾末，油调，搽小儿炼眉疮癣。因母孕时，食酸辣邪物所致。

## 桑螵蛸

畏旋覆花、戴椹。

咸、甘、平。入足少阴、厥阴经。益精气，固肾阴，通五淋，止遗浊。

得黄芩，治小便不通。配人参、龙骨，疗虚汗遗浊。佐马勃、犀角，治喉痛。

酒炒，研，白汤下，治胎产遗溺，并疗血闭不通。

热浆浸一夜，炙黄用。若生用，令人泻。

阴火盛者，用之反助火泄精。

## 白僵蚕 蚕茧 蚕退纸

恶桔梗、茯苓、茯神、萆薢、桑螵蛸。

咸、辛、微温。有小毒。入手太阴、足厥阴经。平相火逆结之毒痰，治风热乘肝之恶疟。祛皮肤风若虫行，疗风温痰结口噤。治小儿惊疳，止妇人崩带。

得生矾、枯矾、姜汁，治喉风。得姜汁，治一切风痰。得葱、茶，治头风。得冰、硼，治喉痹。加牙硝更好。配乌梅，治肠风下血。合蛇退，治小儿肤如鳞甲。浸白马尿，治腹内生龟。调皂角水，擦牙虫。

取僵直者为雄蚕，折断腹内黑而光亮者真。糯米泔浸去涎，漉起焙干，拭净黄白毛口甲，炒研用。酒净炒亦可。

无风邪者禁用。

**蚕茧** 已出蚕蛾者

甘，温。烧灰酒服，出痈疽头，疗二便血。

煮汁服，除蛔虫，疗反胃。

**蚕退纸**

甘，平。疗痘疹，祛目翳。

入麝香，蜜和，敷疔毒口疮，疗热淋如血。酒水调服，治邪祟，止崩带，除痫疾，祛肠风。

炒炭存性。

## 雄蚕蛾 蚕沙

咸，温。有小毒。气热。固精强阳。止尿血，敷诸疮。

去头、足、翅，制法同僵蚕。

肾火盛者禁用。

**蚕沙**

制硇砂、焰硝、粉霜。

甘、辛，温。去风湿，熨瘫缓。

得醇酒，熨风痹。酒三斗，蚕沙五斗，蒸熟，铺席上令患者就卧，厚覆之取汗，令头面露出，以防昏闷。如不愈，间日再如法治之，至愈而止。 合独活，治支节不遂。 调麻油，敷烂弦风眼。

淘净晒干用。去风湿，酒拌炒用。

## 斑 蝥

马蔺为之使。畏巴豆、丹参、空青。恶甘草、豆花。

辛，寒。有毒。专走下窍，直至精溺处，引药气下行，取其以毒攻毒也。惟瘰疬、癫犬伤者可暂用，余皆禁用。

得糯米一勺，拌炒斑蝥七枚，研末，或加六一散四钱，白汤下。不利再服。治癫犬咬。顶心必有红发二三根，宜拔去。 配薄荷，共为末，鸡子清调敷，能消瘰疬。

八月豆叶上收取阴干，去头、足、翅，酒浸洗，和糯米炒焦黄，去米研用。

如法制度，服之毒行，小便涩痛，不可当以木通、滑石、灯心辈导之，利后腹急痛，急用冷水、靛汁、黄连水及黑豆、葱、茶冷饮，解之。

亦有单用米，取气不取质者。

愈后忌一切热物，并忌闻一切锣鼓声，复发则不可治。

## 蜘 蛛

畏蔓菁、雄黄。

微寒。有小毒。治蛇伤，疗温疟，止呕逆霍乱，疗腹大丁奚。消下焦结气，定幽暗淫风。

配肉桂，治狐疝。　配铜绿，擦走马疳。加麝香少许。

蜘蛛咬伤，腹大如孕，饮羊乳解之。以靛汁入麝香、雄黄，点咬处。

## 壁钱 窠幕

治喉痹乳蛾，已死者复活。用壁上壁钱七个，内要活蟢二个，捻作一处，以白矾七分研末，以壁钱惹矾烧存性，出火毒，为末，竹管吹入立愈。

忌热肉硬物。

配人中白等分，烧研，搽牙疳腐臭立止。

**窠幕** 即白蟢窠

煎汁呷之，治产后咳逆。烧研，吹喉痹乳蛾。

## 全蝎 尾谓之蝎梢

辛，热。有毒。入足厥阴经。一切风木致病，耳聋掉眩，痰疟惊痫，无乎不疗。且引风药达病所，以扫其根，入降药暖肾气，以止其痛。

配白附、僵蚕，治搐掣症。　配天麻、蜂实，治破伤风。蜂实，即蜂窠蒂。如无蜂实，蜂窠亦可。

酒洗淡，去足焙用。梢力尤紧。

类中风，慢脾惊风，禁用。

## 五谷虫

性寒。疗热病，解毒痢，消疳积，进饮食，腐结粪。

漂净，晒干炒用。

## 苍　蝇

治卷毛倒睫，以腊月蛰蝇干研为末，鼻频嗜之，即愈。

## 狗　蝇

治痘疮倒靥。每用七枚，研末酒下。冬月栖于狗耳内，可取用。

# 虫部 化生类十一种

## 蛴　螬

蜚蠊为之使。恶附子。

微温，有毒。治折伤恶血瘀在胁下，坚满。

## 苍耳蠹虫 即苍耳梗内虫

专治一切疔肿恶疮，及无名肿毒。烧存性，研末油调涂，或以麻油浸死，收贮。每用一二枚捣敷，即时毒散，大有神效。

得白梅肉，捣贴恶疮。　配白僵蚕、江茶，等分为末，蜜调涂肿毒。　入砒少许，捣敷疔毒。刺疮令破，敷之少顷，以手撮出疔根即愈。

## 青蒿蠹虫 即青蒿节间虫

专治急慢惊风。用虫捣和朱砂、轻粉各五分，丸。一岁一丸，人乳化下。

## 蝉　蜕

咸，寒。入手太阴经。除风热，发痘疹，下胞胎，通乳汁，杀疳虫，治瘾疹。

得朱砂，止小儿夜啼。　配薄荷，治风热痒。　调葱涎，涂破伤风。　入羊肝，治痘后目翳。　入寒药，直达肺经，解热止渴。

洗净，去翅、足，浆水煮，日干用。入脏腑经络，用身。

多服泄元气。

## 蜣　螂

畏石膏、羊角、羊肉。

咸、寒。有毒。入足厥阴经。治惊痫，散风热，疗下痢，破畜血，敷疔毒，消重舌。

配巴豆，炒，敷箭头入骨，待痒极拔之。

五月五日取，蒸炒，去足、翅用。勿置水中，以使人吐。

其性猛急，最易伤脾，勿轻用。

俗呼推车客。以土包粪，能转而成丸，山上颇多。

## 蝼蛄 一名土狗

咸、寒。有毒。治水肿石淋，取箭镞入肉。杵汁，滴三五度自出。

得蜣螂，通二便。　得穿山甲，共研末，塞耳聋。

去翅、足，炒熟，用下截勿用上截，宜取雄者有力。善鸣而飞者为雄。

虚人禁用。

## 萤　火

辛，微温。主明目。疗青盲，辟鬼疰，通精神。

## 蠹　鱼

咸，温。入手足太阳经。主中风项强，治惊痫天吊，除淋秘尿血。纳二十枚于妇人阴户，尿血自愈。纳一枚茎中，治小便转胞。

烧炭，敷重舌。

## 鼠妇 一名地虱

酸，温。入足厥阴经。治气癃，疗寒热，小儿撮口，痘疮倒黡。葛洪又用以截疟。

配巴豆、胡椒，饭丸，治风牙疼痛。绵裹一丸咬之，良久涎出，吐去立效。

## 䗪虫 即地鳖虫

畏皂荚、菖蒲、屋游。

咸，寒，有毒。破宿血积聚，敷重舌木舌。

配乳香、没药、自然铜、龙骨等分，加麝香少许，每服三分，酒下，治折伤接骨。

去足，或炒，或酒醉死用。

如无瘀血不宜用。

### 虻虫 即蜚虻

苦，微寒，有毒。入足厥阴经血分。遍行经络，能攻真气运行不到之血。治两目赤痛及眦伤泪出。

配丹皮，治扑坠瘀血。宿血在骨者，二味治之。

## 虫部 湿生类八种

### 蟾蜍 一名癞蛤蟆。蟾酥、蟾肝、蟾胆

辛，凉。微毒。入足阳明经。散热解毒。行湿气，杀虫𧏾，除疳病，消坚积。

取汁，和井水，治温疫发斑。 犬咬鼠瘘，末可敷。 洞泻下痢，炙研水服。 跌扑损伤，活捣烂罨。疳蚀成癖，作脍食。 和猪脂烧，敷风淫生癣。

阴干，酒浸三日，焙干用。

形大背多磊，行迟、不跳不鸣者，为蟾蜍。若小而能跳，举动极急者，名虾蟆，不入药。

**蟾酥**

辛，热，有毒。疔疮发背，外用能拔，内用能攻。

配朱砂、白面，成锭，葱汤下，治恶疮。汗出即愈。配朱砂、麝香、人乳，滴鼻中，治脑疳。 配广胶、米醋，溶化围肿毒。以散为度。 疔毒甚者，合他药服二

三厘，取以毒攻毒也。

疮毒已溃，欲生肌肉，用之作痛异常。误服，头目张大而死。酥能烂人肌肉，不可轻用。

蟾酥入目则肿盲，用紫草汁洗点即消。

**蟾肝**

专治蛇螫人，牙入肉中，痛不可忍，敷之立出。

**蟾胆**

汁点舌，疗小儿脐风失音。

## 田　鸡

甘，寒。消水肿，治疳瘦。

捣烂加麝香贴脐，治毒痢噤口。

## 青　蛙

汁解热毒，利水气，治虾蟆瘟。

煅炭，蜜调，敷癌疮。

蛙骨性热，食之小便苦淋，脐下酸痛，有至死者，擂车前水饮之可解。

## 蝌蚪 即虾蟆儿

治火飚热疮及疥疮，并捣敷之。

配黑桑椹，各半斤，瓶密封，悬屋东百日，化泥，取染须发，永黑如漆。

## 蜈　蚣

畏蛞蝓、蜘蛛、白盐、鸡屎、桑白皮。

辛，温。有毒。入足厥阴经。能截暴风，消除瘀血。

入鸡子白煮，治腹大如箕。 入酒煮炙，治腹内蛇癥。常饥，食物即吐，此其症也。

去头、足用，荷叶包煨，或以柳蚛末于新瓦上同炒，俟蚛黑为度，或酒炙，随病法制。

百足虫头上有白肉，嘴尖，误服之腥气入顶而死。

中其毒者，桑树汁、盐、蒜涂之。乌鸡粪、蜒蚰可敷。蚯蚓、桑皮，亦能解其毒。

## 蚯蚓 粪

畏葱、盐。

咸，寒。能引诸药直达病所。解时行热毒，除风湿痰结。利小便，疗黄疸，除脚气，治跌扑，祛虫瘕，破血结。

绞汁，治劳复。或卵肿，或缩入腹中，绞痛，身重、头不能举，小腹急热，拘急欲死。 得面粉，炒研，吞，治痴癫。 配枯矾末，搽齿血。加麝香更妙。 调荆芥汁，治热狂。再加白蜜更好。 加乳香末，治惊风。

白颈者佳。水浸一日，酒浸一日，焙干用。捣汁，井水调下，治大热。或入盐化水，或烧炭，或川椒、糯米拌炒，随方法制。

蚯蚓咬人，形如大风，眉须皆落。每夕蚯蚓鸣于体中，以石灰水浸之，或以盐汤浸之并饮，乃愈。

**粪**

甘，寒。泻热解毒。治赤白久痢，敷阴囊热肿，腮肿丹毒。

配绿豆粉，涂外肾生疮。　入轻粉、清油，调敷臁疮。

### 蜗牛 即负壳蜒蚰

畏盐。

咸、寒。有小毒。主消渴脱肛，筋急惊痫。入婴儿药，大有解热消毒之功。

得蟾酥、麝香、藤黄，涂消痈毒。　入麝香化水，涂痔疮肿痛。　和面，捣敷痄腮肿痛。　和白梅肉、生矾、枯矾，治喉塞口噤。　加麝香，捣贴脐下，治小便不通。

### 蛞蝓 即蜒蚰螺

畏盐。

咸，寒。主治贼风、㖞僻、轶筋，及脱肛、惊痫、挛缩，消瘀核。

生捣，涂蜈蚣咬伤。　得京墨研，涂痔疮肿痛。

## 鳞部 龙类四种

### 龙骨 龙齿

得人参、牛黄、黑豆良。畏石膏、铁器。忌鱼。

甘、平、涩。入足少阴、厥阴经。收浮越之正气，涩有形之精液。镇惊定魄，止肠红，生肌肉，疗崩带，愈溺血，敛疮口，祛肠毒。能引治毒之药粘滞于肠，以治患也。

得白石脂，治泄泻不止。　得韭菜子，治睡即泄精。　配桑螵蛸，治遗尿。　合牡蛎粉，扑阴汗湿痒。

酒浸一宿，焙干，水飞三度用。或酒煮焙干水飞用，或黑豆蒸晒干，或火煅水飞用。不制着于肠胃，晚年发热。

龙骨、龙齿，舐之粘舌者良。黑色者勿用。

**龙齿**

得人参、牛黄、黑豆良。畏石膏、铁器。忌鱼。

甘、涩、凉。入手少阴、足厥阴经。镇心神，安魂魄，疗烦热，逐鬼魅。

法制与龙骨同。

止泻痢莫若龙骨，摄游魂不如龙齿。

怪症：两足跟齐出一虫，上行至顶，一到腰膝，旋即分散，大小虫行，不计其数，后复下行于足，经年累月不可得疗，此缘惊气所积也。重滋真水，加龙齿镇之，一月而愈。

## 鲮鲤 即穿山甲

咸，微寒。有毒。入厥阴、阳明经。窜走经络，迅达病所。消痈疽，除痰疟，破血结，疗痹疼，去惊邪，逐鬼魅。

得肉豆蔻，治气痔脓血。　配猪苓，醋炒酒下，治便毒。　入五积散，治浑身强直。　调木通、生自然铜末，酒下，治吹乳。

尾、脚、嘴、甲力更胜。或油，或醋，或酒，或土，或乳，或童便，或蛤粉拌炒，各随病制。

性猛不可过用。肝气虚者禁用。

## 守宫 即蝘蜓

咸，寒，有小毒。入手少阴经血分。治中风惊痫，疠风瘰疬。

配蚕沙、麦面，炒研，柏叶汤下，治风癞。

童便、酒，盐，随方法制。

## 蛤　蚧

咸、平、温。有小毒。入手太阴、足少阴经血分。助阳益精，定喘止嗽。逐传尸，辟鬼邪。

配参、蜡、糯米，治虚寒喘嗽。　配人参、熟地，补阳虚痿弱。

功用在尾，其毒在眼。去眼，或去头足，洗去鳞鬣内不净，以酥炙，或以蜜炙，或以酒浸透，隔纸缓焙熟令黄色，研用。口含少许，奔走不喘息者为真。宜丸散中用。

阴虚火动，风邪喘嗽，二者禁用。

# 鳞部 蛇类五种

## 蛇　蜕

得火良。畏磁石及酒。

咸、甘、平。有毒。除风疟，祛翳膜，治鬼魅，杀三虫，疗疮疥，止呕逆，愈肠痔，定惊痫。

烧存性，研末，治耳忽大痛。如有虫在内奔走，痛不可忍，以鹅翎吹之立愈。

配当归，治缠喉风。 配花粉、羊肝，治痘后目翳。调人乳，治小儿咳吐血。 调猪颊车髓，涂小儿解颅。

青黄色者不入药，白色者佳。皂荚水洗净，缠竹上，或酒，或醋，或蜜浸，炙黄用。或盐泥固煅，或烧炭存性，随症制用。

产妇禁用。

## 蚺蛇胆 一名南蛇

甘、苦、寒。有小毒。入足厥阴经。明目凉血，除疳杀虫，疗诸风症，止心䘌痛。又能护杖，使血不凝滞于内。

置水旋行极速者真。

## 白花蛇 一名蕲蛇

得酒良。

甘、咸、温。有毒。入足厥阴、手太阴经。治风淫末疾，四肢为末。透骨搜风，截惊定搐。其性善窜，能内走脏腑，外彻皮肤，引诸药直至于有风疾处。凡癞麻、鹤膝、鸡距，并宜治之。

得丁香，治痘疮黑陷。炙白花蛇三钱，大丁香七枚，为末，每服五分，水和淡酒下，神效。

出蕲州。头尾有大毒。尾有爪甲。去头尾各一尺，酒浸五日，每日换酒，去酒，埋于地下一宿，尽去皮骨，炙用。

服之切忌见风。虚弱者禁用。

## 乌梢蛇 胆

得酒良。

甘，平，有小毒。入手太阴经。治皮肤不仁，疗风淫热毒，功用与白花蛇同。但白花蛇主肺风，为白癜风之要药，乌梢蛇主肾风，为紫云风之专药。

配麝香、荆芥，治小儿撮口。

蕲州乌蛇，头上有逆毛二寸，腹下有白带子一条，长一寸者是雄，可入药。去头、皮骨，酒浸一宿，酥炙，埋地下一宿用。大者力减。

误用反能引风入骨。

**胆**

敷疠风、木舌肿胀。

## 公蛎蛇 即水蛇。皮

甘、咸、寒。治消渴、烦热、毒痢。

**皮**

烧研，治小儿骨疽。

# 鳞部 鱼类四种

## 鲤鱼 胆

蜀漆为之使。忌天门冬、朱砂。

甘，平。消水肿，治黄疸，止肠澼，散血滞。

配阿胶、糯米，治胎动下血。鱼宜煨炭。 入矾腹内，纸包泥固煨食，治水肿。

多食发风动火。天行病后，下痢，宿癥，禁用。

**胆**

祛赤肿青盲，滴耳聋，涂疮毒。

胆汁滴镜上阴干，竹刀刮下用。

## 鲻　鱼

甘，平。开胃，利五脏，令人肥健。与百药无忌。

## 石首鱼鲞 鳔、首中石

甘，平。入足太阴。治泻痢，消食，开胃。

酒炙，或煮汤。

**鳔** 即胶。

暖少阴之精，又能消瘀解毒。

**首中石**

治石淋。烧研末，掺聤耳出脓。

## 鲫　鱼

忌麦冬、沙糖。

甘，平。入足阳明经。和胃实肠，通阴利水。诸鱼属火，惟此属土。

得茴香末蘸服，治疝气。　配山药，捣敷便毒。入赤小豆，煮食，消水肿。　填葱于腹，煨研，治膈气。

利水，取汁煎药。

多食动火。

## 鳞部 无鳞鱼类八种

### 乌鳢鱼 头有七星。胆

能导横流之势，以遂敦阜之性。能除阴僻之风，以扶痿弱之体。故虚人，老人，孕妇有风湿水肿者，宜之。

**胆**

治目与鲤鱼胆同。若治喉痹，惟此更胜。

诸鱼胆苦，惟此胆甘。腊月收取，阴干。

### 鳗

忌银杏。

甘，平。去风灭虫。治传尸疰气，虚损劳瘵。

孕妇忌食。腹下黑点，背上白点，毒甚不可食。

### 鳝 头

甘，温。补中益血。通经脉，除风湿。凡耳聋鼻衄，痘后目翳，均以血滴之自愈。

血和葱汁，涂赤游风。　血和麝香，涂口眼㖞邪。

病后禁用。黑者有毒，不可食。

**头**

止痢除痞。

## 海螵蛸 即乌贼骨

恶白及、白敛、附子。伏硇砂。

咸，微温。入足厥阴、少阴经。通血脉，去寒湿。治血痢，除痎疟，并治赤白带下，阴蚀肿痛，惊气入腹，腹痛环脐。

得鹿茸、阿胶，治崩中带下。 配辰砂、黄蜡，治赤翳攀睛。 配生地黄，治血淋不休。 配干姜，煎服，治血瘕。 配炒蒲黄，敷舌血如泉。 配鸡子黄，涂重舌鹅舌； 研铜绿，治血风赤眼； 调白蜜，点浮翳。目泪亦除。 拌槐花吹鼻，止衄血。 加麝香，吹聤耳。

炙黄用。

## 虾

甘，温。有小毒。壮阳道，下乳汁，托痘疮，治鳖瘕。

生捣敷，赤白游风。 配黄丹，生捣，贴血风臁疮。 入姜、葱，酱煮，探吐风痰。 和糯米捣膏，敷虫疽。

## 鲍鱼 即干鱼

辛，臭，温。治跌打损伤，及女子血闭。

## 海　蛰

咸，寒。主妇人生产，劳损血凝，小儿火瘭丹毒。

配荸荠，煎汁，治肝气郁结，小腹疼痛，一切痞块虫积。

漂去石灰、矾性用。

### 海　参

甘，温。补胃益精，壮阳疗痿。

## 介部 龟鳖类三种

### 龟甲 肉、龟胶

畏狗胆。恶沙参、蜚蠊。

甘、微咸、平。入足少阴经血分。通血脉，疗蒸热。治腰脚血结，及疟邪成痞。

得妇人头发、芎、归，治难产。　得枳壳，开产门。　配杜仲，止泻痢。　配鳖板，烧研，治人咬伤疮。

酒、醋、猪脂，随症炙用。

阴虚燥热者禁用。

血虚滞于经络，得此可解。其结邪气郁于隧道，得此可通其塞。开骨节，辟阴窍，是其所能。如谓滋阴补血，则未之有得。

**肉**

温。止寒嗽，疗血痢，除筋骨痛。

**龟胶**

甘，平。入足少阴经。镇肾中之火，收孤阳之汗，安欲脱之阴，伏冲任之气。

得丹皮、地肤，止淋沥。 佐北沙参、玄参，止燥咳。

止嗽，牡蛎粉炒。养血，酒蒸化。

脾胃虚寒，真精冷滑，二者禁用。

## 鳖甲 肉、头

恶矾石、理石。忌薄荷。

咸，平。入足厥阴经血分。治劳疟，除胁坚，祛腰痛，疗斑痘。凡暑邪中于阴分，出并于阳而热，入并于阴而寒者，得此治之，自无不愈。

得青蒿，治骨蒸。 配牡蛎，消积块。 佐桃仁、三棱，治奔豚气痛。 调鸡白，敷阴疮。

消积，醋炙。治骨蒸劳热，童便炙。治热邪，酒炙。宜煎服，不宜入丸。如误服甲末，久则成鳖瘕。

冷劳癥瘕人不宜服。其性燥，血燥者禁用。

**肉**

凉血补阴，亦治疟痢。不用盐、酱，加生姜、沙糖，名鳖糖汤，作羹食之，痢自止。

同鸡子食，杀人。同苋菜食，成血鳖。

**头**

治妇人阴坠，小儿脱肛。

## 螃　蟹

咸，寒，有小毒。能解鳝鱼毒，治筋骨折伤。带黄，去壳捣烂，微炒罨之。

黄涂漆疮即愈。蟹能化漆成水。壳治儿枕作痛。爪破宿血，下死胎。

妊妇忌食。食之临盆恐横生。



## 介部 蚌蛤类十一种

### 牡　蛎

得甘草、牛膝、远志、蛇床子良。贝母为之使。恶麻黄、吴茱萸、辛夷。伏硇砂。

咸，平，微寒，涩。入足少阴经血分。主泄精带下，逐虚痰宿血，除鬼交，治温疟，止遗溺，散喉痹。收往来潮热，消胃膈胀满。凡肝虚魂升于顶者，得此降之，而魂自归也。

得杜仲，止盗汗。加麻黄根更好。　得玄参，治男女瘰疬。　得柴胡，治腹痛。　配大黄，消痈肿。　配鳖甲，消胁积。　和贝母，消痰结。　合花粉，消瘿瘤，并治伤寒百合变渴。

同干姜末，水调，涂阴囊水肿。热如火，若干燥再涂之，小便利自愈。

煅研。久服寒中。

### 蚌 壳粉

制石亭脂、硫黄。

甘、咸、冷。止渴除热。解酒毒，去赤眼。

多食发风动气。

**壳粉** 制石亭脂、硫黄。

咸，寒。清热行湿。

得青黛、齑菜水，治痰饮咳嗽。 配米醋，调涂痈疽赤肿。

## 蚬 壳

甘、咸、冷。去热利便，除湿开胃。

生捣汁，涂疔疮。多食发嗽，且使冷气消肾。

**壳**

咸，温。治阴疮，止痢疾，疗失精，化痰饮，止呕吐，除吞酸。

## 真 珠

咸，寒。入足厥阴经。安魂定魄，聪耳明目。疗遗精，解痘毒。取新珠未经钻缀者，以人乳浸三日，煮，捣研用。

## 石 决 明

咸，平。入足厥阴经血分。能生至阴之水，以制阳光。清肝肺之风热，以疗内障。除骨蒸，通五淋。

得龙骨，止泄精。 得谷精草，治痘后目翳。得杞子、甘菊，治头痛目暗。 地榆汁同煮研，水飞用。

煅，童便淬研，水飞，用面裹煨熟，水飞用。

## 蛤蜊壳 肉

咸，寒。入足阳明、少阴经血分。利湿化痰。去浮肿。散瘿瘤，治疝气白浊，疗阴痿心痛。

得大蒜，治水肿。 配芒硝，治伤寒血结。 配川柏，治白浊遗精。

煅，研粉用。丹石人食之，令腹结痛。

**肉**

咸，冷。润五脏，止消渴，解酒毒，除血积。

## 魁蛤 即瓦垄子

甘、咸。消血块，散痰积。治血气冷痛。

连肉烧存性，研敷小儿走马牙疳。

配醋丸，治一切气血癥瘕。先煅，醋淬三次，醋丸服。

## 贝　子

咸，平。有毒。解肌以散结热，利水以消浮肿，点赤翳，除疳蚀。吐乳者下咽即止。

## 淡　菜

甘，温。补五脏，益阳事，除腹冷，治带下。产后瘠瘦，食之而肥。煮汁煎药亦可。

## 田蠃 壳

甘，大寒。煮汁疗热，醒酒利湿热。除黄疸，脚气上冲，小腹急硬，俱此治之。连肉烧存性，研末，香油调，搽瘰疬溃破。

入冰片化水，治痔漏疔肿。 入川连末，良久取汁，点目止痛，及大肠脱肛。 捣大蒜、车前子，罨脐下治水气浮肿。 捣烂入麝香贴脐，使热气下降。噤口痢亦治。

水缸养久者，更佳。

**壳**

止遗精，治心痛。烧研水服。

## 蜗蠃 即螺蛳。壳

甘，寒。止渴解毒。利二便，消黄疸，治水肿，疗痢疾。脱肛、痔瘘，亦皆可愈。

入白酒煮食，治五淋白浊。 入盐少许捣，贴白游风肿。

**壳** 一名鬼眼睛

甘，寒。治痰饮胃痛，疗疳毒火伤。

配倒挂尘、油，涂小儿软疖。 配辰砂、片脑，搽杨梅疮。

泥中及墙壁上年久者良。煅用。

# 得配本草卷之九

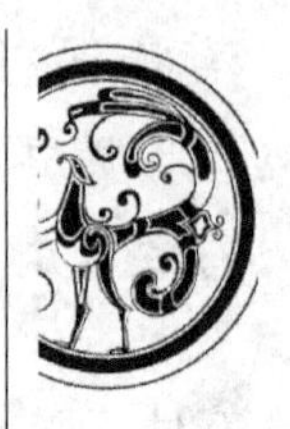

澹宁施雯文澍
姚江　西亭严洁青莲同纂著
缉庵洪炜霞城

## 禽部 水禽类二种

### 鸭 即鹜

忌龟、鳖肉。

甘，冷。入手太阴、足少阴经血分。滋阴补虚，除蒸止嗽。利脏腑，治热痢，定惊痫，消水肿。

青头雄鸭，利小便。乌嘴乌骨白鸭，补虚劳。或酒、或童便煮服。

肠风下血者禁用。纯黑者勿用。目白者杀人。

### 野鸭 即凫

忌与胡桃、木耳、豆豉同食。

甘，凉。消食积，退水肿，除疮疖，驱风热。

# 禽部 原禽类六种

## 乌骨鸡 血、肝、肠、翮翅、鸡内金、鸡子、抱出卵壳、鸡矢白

甘，平。微温。入足厥阴、少阴经血分。益肝肾之阴，除阴虚之热，祛心腹恶气，治折伤痈疽。胎前崩漏，产后蓐劳，得此自愈。

佐白果、莲肉，治带下。　使豆蔻、草果，治脾泄。

纯酒煮。久服动肝经风火。吐血者不宜食。以其能动血也。故产后宜之。

乌鸡白首者，六指四距，鸡死不伸者，并不可食，害人。

鸡属木，乌骨者得水木之气，故虚热者宜之。

怪症：口鼻流水，腥臭难状，以碗盛之，有铁色鱼虾如米粒大者，此肉败也。任意食鸡肉而愈。

**血**

咸、平。涂心下，治鬼击而死。涂中风、口眼㖞邪。冠血尤佳。

配酒浆，发痘。

**肝**

甘、苦，温。补肾虚，安胎漏，疗风虚目暗。

得白芙蓉花，治疳眼。　得朱砂，治惊风。

**肠**

止遗浊。

**翮翎**

破血消肿，解蛇虫风毒。

**鸡内金** 肶内黄皮

甘，平。入大肠、膀胱。健脾开胃。祛肠风，治泄痢，消水谷，除酒积。

得花粉，治膈消饮水。 配枯矾，敷牙疳口疮。清热之功。 拌人乳，治小儿疟疾。 郁金，贴夵[①]腮疮蚀。

烧存性，研。

**鸡子** 即鸡卵

甘，平。益气补血。白：解热毒，治下痢，安胎利产，定惊止嗽，清咽开音。黄：救厥阴之阴，以安胃气；补离中之气，以定心神。

配阿胶，交心肾。 煨研，酿黄丹，治妊痢。 入乱发熬煎汁，疗小儿惊热下痢。

凡治俱生用。治黄疸，醋浸服。调赤小豆末，涂毒。

小儿痘疹，气滞者，禁用。卵有八字纹者不可食。

**抱出卵壳**

治痘陷便血恶症。磨障翳，敷下疳。壳中白衣治久咳。

炒研末用。

**鸡矢白**

微寒。下气消积。利二便，治臌胀。羯鸡干粪炒黄，

① 夵：yǎn 物上大小小。《本草纲目》同条作“金”字。

酒煮三分之一，去渣服，腹转胀自消。

除胀，酒渍。消积利便，炒黄，水煎。

怪症：脚肚或遍身肉窠处生疮毒，渐即内肉翻出，但红亮而无脓血，饮食不进，疼痛欲绝，名翻花石榴。用烂溏鸡屎时时抹之自愈。

## 白鹁鸽 卵、屎

咸，平。调精益气。患恶疮、疥癣、风疮、白癜、疬疡，服之立愈。解诸药毒。

**卵**

小儿食之，预解痘毒。

**屎** 名左盘龙

辛，温。微毒。可敷诸疮风毒。

## 雀并卵 头血、脑、白丁香

甘、咸、性热。并入命门。益气壮阳。治阴痿带下，除疝瘕，利小便。

雀宜冬三月食之，卵宜五月取之。

阳气旺者禁用。服白术者忌之。

**头血**

点雀盲。

**脑**

治耳聋，涂冻疮。

**白丁香** 即雄雀粪

苦，温。微毒。疗目疾，消积块，决痈疽，治痘疮倒靥，通咽塞口噤。

白汤化下，治急黄欲死。　和人乳，点胬肉翳膜。热酒服，治破伤风疮。作白痂无血者，杀人最急。　和沙糖为丸，绵裹含咽，愈喉痹乳蛾。　和桂心、干姜、艾叶为丸，治痃癖诸块。　入麝香少许，米饮下，治痘疮倒靥。

两头尖挺直者，是雄雀屎。腊月采得，去两畔附着者，研细，以甘草水浸一宿，去水焙干用。



## 燕窝 一名燕蔬。燕粪

甘、淡、平。补阴润肺，生津养胃，化痰止嗽，能使金水相生，肾气上滋于肺，而胃气自安。调理虚损之品，惟此为最。

化痰润肺，淡煎。滋阴养胃，和米煎粥，或冰糖煎。

**燕粪**

辛，平，有毒。治久疟，临发日搅酒，熏鼻即止。

配独蒜，用燕粪三合，炒研为丸，清汤送下，除蛊毒，杀鬼疰，破五癃，利小水。

## 天鼠肉 即伏翼。天鼠粪

逐五淋，去目翳。

拭去毛肠并爪，酒浸一宿，黄精汁涂炙用。

**天鼠粪** 即夜明砂

恶白敛、白微。

辛，寒。入足厥阴经血分。活血消积，散内外结气，疗肝经血分诸病。

和朱砂、麝香末，治五疟。　猪胆丸，米饮下，治雀盲，粪炒。　掺猪肝，治翳障。　酒送末，下死胎。

淘净晒干，焙用。

## 五灵脂 即寒号虫屎

恶人参。损人。

甘，温。入足厥阴经血分。治痰涎挟血成窠，去胸腹血结疼痛，愈疟痢，疗目翳，除肠风。

得半夏，治痰血凝结。得蒲黄，治心腹疼痛。佐胡桃、柏子仁，治咳嗽肺胀。合木香、乌药，理周身血气刺痛。酒调，治蛇咬昏愦。

酒飞，去沙石，晒干用。

怪症：目中白珠墨黑，视物如常；毛发直如铁丝，能食而不能语，昏昏如醉，名曰血溃。服五灵脂末二钱，即愈。

# 禽部 林禽类四种

## 斑　鸠

甘，平。入足少阴经。助阴益阳，明目止噎。

## 伯　劳　毛

平，有毒。主治小儿继病，取毛带之。继病者，母有妊乳儿，儿病如疟痢，相继腹大，或瘥或发，他人有娠相近，亦能相继也。北人不识此病。

## 乌　鸦

酸、涩、平。主治暗风痫疾，咳嗽骨蒸。

配瓜蒌穰、白矾，煮熟食之，治劳伤。

## 逐魂鸟

黄泥封，煅存性，研服，酒下，治噎食。



## 兽部 畜类七种

**猪肉** **猪脊髓、猪肺、猪脾、猪肚、猪肝、猪肾、猪心、猪心血、猪肠、猪胆、猪卵、猪胞、猪脂膏、猪胰、猪蹄、猪悬蹄甲、猪血、猪外肤、猪尾血、猪乳**

甘、咸、温。入足太阴经。补脾气，润肠胃。

多食动风痰，助湿热。人食猪肉而肥白者，内有风痰也。

若老人燥痰，不忌。

怪症：人常卧床，能食不能动，好言吃食，谓之失物望病。治之当云“你吃猪肉一顿”，病人闻之即喜，遂置肉床前，令其见不使食，此乃失其望也。睡去，涎出数碗即愈。

**猪脊髓**

甘，寒。填髓补骨。

配童便、乌梅，治劳伤骨蒸。

**猪肺**

甘，微寒。补肺。麻油炒熟同粥食，治肺虚劳嗽。

**猪脾**

涩，平。治脾伤，除热消积。

**猪肚**

甘，微温。入胃。健脾利水，通血脉。

配北五味，煮食，养胎气。　配胡蒜，丸，治水泻不止。

**猪肝**

微寒。补肝。入补血药，明目。纳阴户，引虫。引药入血所而治血。

配麻油，炒熟煮粥，疗肝虚咳嗽。　加杏仁、童便同煮，治休息痢。　蘸米仁末食，治肝虚嗽血。

猪临杀，惊气归心，绝气归肝，不可多食。不但肝不可多食，凡猪一身内除肚膏外，余皆发病，可暂食不可久食，可少食不宜多食。

**猪肾** 即腰子

咸，冷。理肾气，通膀胱。治腰痛耳聋。

配甘遂，煨熟，去药服之，治卒肿。　加破故纸，煮食，止久泄。

肾气虚寒，冬月禁用。

**猪心**

忌吴茱萸。

甘、咸。治虚悸，可为补心药之向导。

得人参，治心虚自汗。

多食耗心气。

**猪心血**

豮猪者良。

治惊痫及卒中恶死，痘疮倒靥。用一匙，入冰片少许，新汲水服。

配朱砂、靛花，除心病邪热。

**猪肠**

甘，微寒。入大肠。治肠风下痢。

**猪胆**

苦，寒。入心。泻肝胆之火。治伤寒热渴，杀疳虫，通大肠。以汁炒药能入胆。

入牙皂末，以苇筒纳入肛门，捏注大肠，能使热结下行。

**猪卵** 名猪石子，牡猪外肾也。

治癫痫鬼疰，寒热贲豚。热酒吞二枚，治阴阳易病，少腹急痛。

**猪胞** 即膀胱

甘、咸、寒。治遗溺疝气，可作引经。

**猪脂膏**

反梅子、乌梅。

甘，寒。凉血行水，利肠杀虫。

配酒，治赤白带下，滑胎。 和白蜜炼服，治暴瘖。

**猪胰** 名肾脂，生在两肾中间。

甘，寒。涤肾脏邪毒垢腻，疗肺气喘胀咳血。

得延胡索，治膜内气块。 同枣肉浸酒，治痃癖羸瘦。并治二十年嗽，忌盐。

多食薄大肠。

**猪蹄**

母猪者良。

甘、咸，小寒。益阳明经之气血。

同通草，通乳汁，洗败疮。

**猪悬蹄甲** 蹄之悬起不着地者

母猪者良。

咸，寒。治寒热痰喘，痘疮入目，五痔肠痈。

**猪血**

咸，平。祛血风眩晕，奔豚暴气。

服地黄、何首乌诸补药者，忌之。

**猪外肤**

甘，寒。润肺肾，解虚热。

**猪尾血**

猿猪者良。和冰片，治痘疮倒靥。

**猪乳**

甘、咸、寒。生精血。除天吊猪痫，及小儿脐风胎惊。同朱砂、牛乳少许，抹口中，甚效。

## 狗 狗宝

畏杏仁。反商陆。忌大蒜。

咸、酸、性热。入右肾命门。壮元阳，补胃气，除膝冷，暖五脏。黄者补脾，黑者补肾。

白狗一只，饿数日，饲以米粟，其粪洗净，取粟米晒干为末，每二两加抱出鸡子壳炒一钱，滚汤下二钱，治隔食。

阴虚，怀孕食之生子无声，内热者，禁食。

丹溪先生曰：人之痨怯，多是阴虚。若阳果虚乏而成痨瘵者，其死甚速。抑且辛热之品，投之元气愈散，反使焦燥，狗肉乌足以救其万一也？且阴虚者食之，则阴火益亢，病更难疗，药更无益，世之人何竟不察其原，而妄食之？

**狗宝**

甘、咸、平。有小毒。治反胃噎食，疗痈疽疮疡。

得龙脑、蟾酥、麝香，酒丸，用葱酒嚼下，治赤疔。

治反胃噎食，以其专降冷痰积结。

气血枯槁者服之，何殊负薪救火。

生癞狗腹中，状如白石，带青色，其理层叠，亦难得之物也。

## 羊肉 羊脊骨、羊头蹄、羊肾、羊肚、羊肝、羊脂、羊血、羊肺、羊屎、羊乳

反半夏、菖蒲。忌铜器煮。

甘，温。入脾、肺二经血分。滋益虚羸肌肉之气，眷恋在下欲脱之阳。

配生地、当归，治崩中欲死。 同归、芎、甘草，治产后厥痛。合当归、生姜，治肾虚寒疝。

可煮汁煎药。

孕妇水肿及骨蒸疟疾禁用。中羊毒者，甘草汤解之。

**羊脊骨**

甘，热。补肾，通督脉。治腰痛下痢。

**羊头蹄**

甘，平。治肾虚精竭，五劳骨蒸。热病后宜食，冷病勿食。

水肿者切忌。

**羊肾** 即腰子

甘，温。补肾气，益精髓，缩小便，止盗汗。

得杜仲，治内肾结硬。

**羊肚** 一名羊膍胵

甘，温。治胃反，止虚汗，补虚羸，止便数。

配白术，治胁下水气。

**羊肝**

忌铜、铁。

苦，寒。治肝风虚热，目赤暗痛，热病后失明。

配川连为丸，治翳膜。 配决明子，治目暗。

**羊脂**

甘，热。止痨痢，润肌肤，疗产后腹中绞痛。

得阿胶、黄蜡、黍米，煮粥，治下痢腹痛。 合白蜜、生地汁、姜汁，煎如饴糖，治产后虚羸。

**羊血**

制诸丹石。

咸，平。补血凉血。主治女人血虚风热。宜新血热服。

刺血热饮，治妊娠胎死不下。 蘸醋食，治大便下血。

解丹石、胡蔓草、莽草毒。服地黄、何首乌、诸补药者忌之。

怪症：凡猪羊血，久食则鼻中生毛，昼夜长五寸，渐如绳。痛不可忍。摘去复生，惟用乳石、硇砂等分为末，饭丸如梅子大，临卧水下十丸，自落也。

**羊肺**

甘，温。上通肺气，下利膀胱。

**羊屎**

和盐豉杵，敷伤寒热毒攻手足，肿痛欲断。

**羊乳**

甘，温。治大人干呕及反胃，小儿哕啘及舌肿，补寒冷虚乏。解蜘蛛咬毒。

丹溪先生云：反胃人宜时时饮之，取其润胃脘大肠之燥也。

## 牛肉 牛骨髓、牛乳、白水牛喉、牛角鰓、牛胆、胆星、牛黄、霞天膏、黄明胶

甘，温。养脾胃，止涎唾。

牛病死及独肝者，有大毒，食之生疔杀人。

**牛骨髓**

甘，温。通十二经脉，填骨髓，平三焦，止泄痢。

配地黄汁，治羸瘦。　和羊脂、白蜜、姜汁煎膏，治劳损风湿。

**牛乳**

制秦艽、不灰木。

甘，微寒。养心肺，润肠胃，解热毒，补虚痨，通二便，止吐衄。

佐姜汁，治热哕。　使荜茇，治气痢。　拌硫黄，治脚痹。　和姜汁、韭汁，治噎膈。

每碗入酒半盏，文火调和，结如炖蛋，服之。

胃虚恶心，大便滑泄，二者勿用。

怪症：项中生疮，五色如樱桃状，破则自项分裂，连皮剥脱至足，名曰肉人。常饮牛乳自消。

**白水牛喉**

去两头，除脂膜，醋炙燥，烧存性，每服一钱，米饮下，治反胃噎膈，及小儿呷气。

**牛角鳃** 即角尖中坚骨

苦，温。入足厥阴、少阴经血分。治血痢崩中，赤白带下。淡青盐水送末一钱，服二三枚，种子神效。

久在粪土中烂白者亦佳。烧存性用。

**牛胆**

苦，大寒。除热渴，止下痢。

拌苦参、胆草，蜜丸，治谷疸。　入槐角于内，风干丸服，治痔瘘。

**胆星**

苦，凉。入足厥阴、少阳经。豁结气，除肝热。肝胆惊热之风，以此为调和之神剂。上焦壅闭之痰，惟此为消降之圣药。

九制者佳。清胆府，疗惊气，较竹茹有力。

**牛黄**

人参为之使。畏牛膝、干漆。恶龙骨、龙胆、地黄、常山、蜚蠊。

苦，凉。入手少阴、足厥阴经。清心火，通关窍。入肝脏引风外出，透胞络合于神明。化胎毒，治惊痫。

朱砂一分，牛黄二厘，蜜浸胭脂取汁，调二味末，涂痘疮黑陷。　得牡丹、菖蒲，利耳目[①]。　得天竹黄，发声音。　得犀角末，治诸惊。　得竹沥，治口噤

① 得牡丹……耳目：此树字原在牛黄名之后。据体例移至此。

热惊。

磨指透甲者真。痈疽，研敷。

风中血脉及腑者，用之引风入骨。脾胃虚寒者，易于作泻，并禁用。

**霞天膏**

甘，温。治诸疾，由肠胃出透肌肤，能搜剔一切虚结。

煎膏法：用肥嫩雄黄牛肉三四十斤，洗净，煮烂，去滓熬膏。

**黄明胶** 即牛皮胶

甘，平。去风湿，活血止痛，润燥补血，利大小肠。功用相近阿胶，如无真阿胶，不若以黄明胶代之。

摊膏，贴瘰疬溃烂。

## 白马悬蹄 白马溺、白马胫骨、白马头骨

甘，平。破瘀血，疗肠痈，治癫痫，止崩带。

调鸡子清，涂肠痈。两耳轮甲错，腹痛，或绕脐有疮如粟，下脓血，此其候也。调生油，涂赤秃头疮。 入盐，掺走马疳。 调猪脂，绵裹入肛门，治虫蚀。

煨，切片研末用。

**白马溺**

可杀虫，破癥瘕。屎煎汁，治卒死，并搅肠痧危症。

怪症：误食发成瘕，咽中如有虫上下者是也。饮马尿数碗即下。

**白马胫骨**

甘，寒。降阴火，可代芩、连。煨用。

**白马头骨**

微寒。有小毒。合乳香、炒枣仁，治胆虚不眠。

## 驴 溺

辛，寒。有小毒。治反胃，杀诸虫。冲滋阴之剂，治噎膈。

得人中白、干地龙，滴耳聋。

## 阿 胶

得火良。薯蓣为之使。畏大黄。

甘，平。微温。入手太阴、足少阴、厥阴经血分。壮生水之源，补坎中之液，润燥降痰。敛虚汗，利小便，定喘嗽，固胎漏，止诸血，治带浊。一切血虚致疾，服无不效。

得人参，正瞳人。 得滑石，利前阴。 佐川连，治血痢。 君生地，治大衄吐血。胶能降火归元。

光如墨漆，夏月不软者真。和血，酒蒸。止血，蒲黄炒。止嗽，蛤粉炒。清火，童便化。

肺气下陷，食积呕吐，脾胃虚弱，三者禁用。

# 兽部 兽类十七种

## 虎骨 虎肚、虎皮、虎睛、虎骨胶

辛，微热。入足少阴经血分。追骨间毒风，辟鬼疰邪气，敷犬咬，除骨哽。

左胫骨尤雄。或酒，或醋，或酥炙入药。

胫骨羊油涂炙，捣末，米饮或酒下，治痢久不止。头骨，酒炙，研，桃脑汤下，治温疟呕吐。

肝肾虚败，腰腿疼痛如风者，禁用。

**虎肚**

煅存性。和平胃散，治食膈，余皆不效。

**虎皮**

止鬼疟，余疟无益。

**虎睛**

寒。镇心安神，明目去翳。

入羊血浸一宿，焙干研末用。

**虎骨胶**

祛风尤良。佐补血药，以治老人虚风，不同草木之燥。

## 象牙 象皮、象胆

甘，凉。出诸物刺入肉中，取诸毒久结瘘管，一切痰热邪恶，并宜生屑入药。

配白梅，涂骨刺入肉。　烧炭服，治小便过多。

**象皮**

甘，寒。治疳，烧炭和油敷之。又治金疮不合。

**象胆**

去目中尘膜，涂疮肿，治口臭。

须先捣成粉，后入众药。

## 犀 牛 角

松脂、升麻为之使。恶雷丸、藿菌、乌头、乌喙。

忌盐。

苦、酸、咸，寒。入手少阴、足阳明经。散心经之火、泻肝木之邪，清胃中之热。伤寒时疫，烦呕发斑，畜血谵语，发狂发黄，及吐血衄血，惊痫心烦，痘疹血热，鬼魅痈疽，概无不治。

得升麻，散阳明结热。通利阳明血结。 配连翘，治热邪入络。磨尖入药，发汗甚速。 佐地黄，解营中伏火。 合地榆，治血痢不止。

黑角尖，磨汁冲服。镑，水煎亦可。

娠妇服之消胎气。血虚燥热，痘疮初起，服之寒伏不出。无大热者禁用。

## 熊　胆

恶防己、地黄。

苦，寒。入手少阴、厥阴经。凉心平肝，为眼障疳虫之要药，并治黄疸惊痫。

得片脑，拌猪胆汁，涂十年肠风痔瘘，并搽风虫牙痛。 拌使君子，蒸研为丸，治诸疳羸瘦。

点水运转如飞者良。研用，或蒸熟溶化用。

## 羚羊角 即羚羊角

苦、咸，微寒。入足厥阴经气分。治风毒之伏于骨间，散时气之热在肌肤。如因火而目不明，因风而筋不舒，及惊痫噎塞，血痢血冲，烦闷狂越，肿毒等症，得此悉治。

得钩藤钩，息肝风。 调鸡子白，涂赤丹。 磨东流水，治产后烦闷，汗出不识人。 烧存性，研末童便调下，治败血冲心。

明亮，尖不黑者良。或镑碎，或磨用。如研不极细，刮肠致害，煎服无妨。

寒能伐生生之气，无大热者禁用。

## 山羊血

咸，寒。散血和伤，颇称神药。

## 羖羊角

菟丝子为之使。

苦、咸，微寒。入足厥阴经。疗百节结气，除头风疼痛，治青盲，止风[①]痫，杀疥虫。

烧存性，研末，酒服，治产后寒热，心闷极胀。

## 鹿茸 鹿角、鹿角霜、鹿角胶、鹿肾

麻勃为之使。

甘，温。纯阳。入足少阴经血分。通督脉之气舍，达奇经之阳道。生精补髓，养血益阳。止梦交，疗崩带，破瘀血，散痈肿，治石淋，止遗尿。一切阳虚，以致耳聋目暗，眩运虚痢等症，得此自治。

配苁蓉、麝香，治酒泄骨立。 配参、耆，提痘浆。 配狗脊、白敛、艾，治冷带不止。

状如红玉，破之肌如朽木者佳。去毛骨用，或羊脂

① 风：原缺，据《本草纲目》卷三“癫痫·风热惊痰”同类方补。

涂炙，或好酒浸炙，或黄精汁煮，或老酒浸蒸，随症法制。

阴火盛者禁用。

茸中有小白虫，鼻嗅之入颡，药不能疗。

**鹿角**

杜仲为之使。

咸，温。入手少阳、足少阴经血分。助相火，通督脉，生用：行血消肿，辟邪祟。熟用：强阳活血，除鬼交。

得人参、生姜，治产后喜呕。　得发炭，治小儿滞下。　配地丁，消虚人乳痈。　用酒下，治跌打折伤。

涂肿毒，醋磨。行瘀血，煅用。

命门火炽，疮毒宜凉者，并禁用。

**鹿角霜**

将角截断入瓦器中，泥裹入火烧一日，状如玉粉，其名为霜。治与角同。

**鹿角胶**

得火良。畏大黄。

甘、咸，温。入足少阴经血分。补阴中之阳道，通督脉之血舍。壮筋骨，疗崩带，妇人虚冷，胎寒腹痛，此为要药。

得龙骨，治盗汗遗精。　得茯苓，治小便频数。

水浸七日，刮净，桑柴煮七日，入醋少许，取角捣成霜，其汁加无灰酒熬胶。折伤，酒送。

真阴虚服之，火炎水愈涸。痰热，血症，俱禁用。

**鹿肾**

甘，平。煮粥食之，补中，安五脏，壮元阳。

## 麝　香

忌大蒜。

苦、辛、温。入足太阴经。利骨髓之伏痰，搜至阴之积热。通关窍，开经络，透肌骨，安心神，辟恶气尸疰，除惊痫客忤，杀虫解毒，祛风止痛，消食积，解酒渴。疗一切癥瘕疮痈。

当门子尤妙，微研用。

孕妇禁佩。风在肌肉者，用之反引邪入骨。阴盛阳虚，有升无降者，禁用。

麝香不可近鼻，有白虫入脑，患癞。久带其香透关，令人成异疾。

怪症：口内吐出肉球，有根如线长五六寸，不能食物，捻之痛彻于心。用麝香末一钱，水调下，三日自消。

## 猫头骨 猫睛、猫胞衣、猫毛、猫屎

黑者良。

甘，温，无毒。治痰齁发喘。走马牙疳，对口恶疮，烧存性，研末酒服并敷之。

配蝙蝠一个，俱撒上黑豆，同烧存性，为末掺之，干则油调涂，治多年瘰疬不愈。内服五香连翘汤。

腊月死猫头，煅研水服一钱，治猫鬼野道病。歌哭不自由。

**猫睛**

专治瘰疬鼠瘘，烧存性，研末，井华水服。

**猫胞衣**

专治反胃吐食，煅研，入朱砂末少许，压舌下甚效。

**猫毛**

治乳痈溃烂见内者，取腹下毛以泥固煅存性，研入轻粉少许，油调封之。

**猫屎**

治瘰疬溃烂，鬼舐头秃，及蝎螫鼠咬，以屎煅末敷之。

腊月采干者，泥固煅存性，收用。

## 兔头骨 望月砂

平木邪，疗头眩。　孕妇禁用。兔子从口出也。

**望月砂** 即兔屎

治目翳，疗痔疮。　产妇禁用。

## 兔毫败笔

微寒。水调灰服，治小便不通，淋沥阴肿。酒调服，治妇人难产。浆水调服，治咽喉肿痛。调藕汁，亦可催生。

配马蔺，治石淋热淋。

烧存性，研用。

笔不用新而用败者，取其沾濡胶墨也。胶墨能利小便胎产故耳。

## 水獭肝

甘，温。主鬼疰，镇肝魂，疗传尸劳怯之热，杀隐见变幻之虫。治肠痔，消水胀。

## 海狗肾 即腽肭脐

咸，大热。入足少阴经。补精益肾。助阳气，暖腰膝，破癥结，辟鬼气，通宿血，除积冷。

以汉椒、樟脑同收则不坏。

酒浸煎熟用，或酒浸纸裹炙用。

## 豭鼠肉 即老鼠。豭鼠胆、豭鼠脂膏、豭鼠粪

治儿疳鼠瘘。

**豭鼠胆**

明目治聋。

**豭鼠脂膏**

疗疮疡汤火伤。

**豭鼠粪**

甘、咸、微寒。入足厥阴经。能引诸药入至阴之处，通阴舒阳，而解其热。凡阴阳劳复者，此可治之。

得栀子、枳壳、葱白、豆豉，治伤寒劳复。 配乱发，等分烧灰，治疔疮恶肿。刺破疮头，纳入甚效。 配韭根，治男子阴易。 配大黄、黍粥，涂乳痈。

两头尖者是雄鼠粪。

## 鼫 鼠 肚

甘，寒。主咽喉痹痛，一切热气，含咽即效。

## 猬皮 猬肉、猬脂、猬胆

得酒良。畏桔梗、麦门冬。

苦，平。治肠风，疗反胃，破畜血，止鼻衄。以末吹鼻。

煅末涂乳头饮儿，治小儿惊啼，状如物刺。

配磁石、桂心，治脱肛。　和发炭，治犬伤。　合穿山甲同烧，入肉果，治五痔下血。

剉细炒黑用。

**猬肉**

炙食，肥下焦、理胃气。

**猬脂**

制五金八石。伏雄黄。

滴耳治聋。

**猬胆**

点痘后风眼。

# 得配本草卷之十

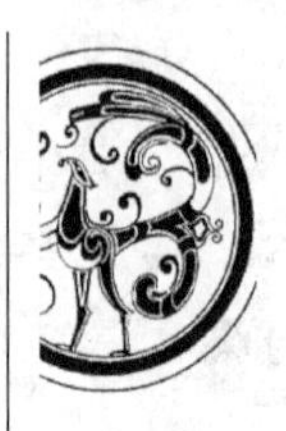

澹宁施雯文澍
姚江　西亭严洁青莲同纂著
缉庵洪炜霞城

## 人部 十一种

### 血　余

苦，微温。入手少阴、足厥阴经血分。消瘀能去窍血生新，补阴甚捷。通关格，疗惊痫，除咳嗽，止诸血，托痈疽，长肌肉。

介宾先生云：壮肾益肺，阴中有阳，静中有动，为精气中最要之药。

得鸡冠花、柏叶末，治便血。　配爪甲灰，治无故遗血。　佐鸡子黄，治惊热。　调茅根汁，治诸血。合莲房、败棕烧炭，止窍血。　入猪膏煎化，治阴吹。

香油煎化，入鸡子煮服，治广疮，并疗脓窠积年不愈。乱发头发，撩结口中，治胎衣不下。

二十来岁、无疾病男子顶心头发，用皂角水洗净，苦参水浸一宿，去水，筑入瓷罐，黄泥将罐裹，贮文火煅，候开视成炭者佳。若未成炭，或已成灰，俱不入药用。

## 指甲 名爪甲

散乳痈，去障翳及飞丝入目。以木贼擦取末，置目中。

刮细末，嗃鼻衄立止。

## 人牙齿

治痘疮倒靥。

配猿猪血调下，治黑陷。

当中曰齿，两旁曰牙。煅酒淬，再煅韭汁淬，用一二厘而止。

痘疮气虚，色白痒塌，及热痱紫泡，禁用。

## 粪清 名黄龙汤

苦，寒。消食积，降阴火，大解五脏实热。

腊月截淡竹，去青皮，浸渗取汁，名粪清。治天行热病，中毒。

以竹筒入甘草末于内，用木塞紧，冬月浸粪缸中，立春取出，悬风处阴干，破竹取甘草晒干，名人中黄。治同粪清。

## 童便

咸，寒。消瘀血，止吐衄，下胞胎，疗血运。且能引肺火下行，从膀胱而出，反本还原，仍归旧路也。

瓶盛热浸，治人咬指伤。 和酒饮，治跌扑损伤。调竹沥，治胁胀作痛。 加猪胆汁，入姜附汤，治伤寒少阴证厥逆无脉，下利不止，干呕欲饮水者。 行瘀，入韭汁。目赤痛，乘热抹之。 瘴疟，和白蜜搅，去沫服。 同甘草，治久嗽。

产后过饮，生带病。怯病，自服溺水，无异毒药。病者小便多郁热腥秽故也。

## 人中白 即溺白垽

咸，微凉。入足厥阴、太阳经。降火，使肝胆膀胱火从小便出。清痰，消瘀止衄。疗痘疮倒靥，肌肤汗血。

得炒地龙末、羊胆汁，嗃鼻，治偏正头痛。 配鸡矢，治蜘蛛毒。配麻仁、阿胶，治血便秘。 和枯矾，掺口舌疮。 合铜绿、麝香，治走马疳。

以风日久干者良。新瓦煅研用。

## 秋　石

咸，温。入足少阴经。治劳咳，止遗精，软坚块，润三焦。为滋阴降火之圣药，亦还元返本之神丹。

得白茯苓、菟丝子，治遗浊。 配人乳粉，固元阳。 入芡实、莲子，治肾虚溲数。

多服误服生燥渴。味咸而性温也。

用净粪桶二只，净砖头数十块，置砖桶内，令数十童子便于砖上，俟尿上砖，再加砖一层，再便之，如此层层加法，至满而止。再将砖渐置别桶，如前法，加至满桶而止。四五转易，砖内童便自透。将砖置阴暗地上，砖外发出白霜，羽毛刷下，贮瓷瓶候用。

又法：取童便数桶，每桶入石膏一两，桑条搅之，澄定倾去清液。如是者二三次。入秋露一桶，搅和澄清。如前法数次，滓秽涤净，咸味减除，以重纸铺灰上晒干，轻清在上者为秋石，重浊在下者刮去不用。

## 人　乳

甘，平。入三阴经血分。润五脏，利关格。

和竹沥，治失音。　冲梨汁，治燥痰。　入葱白汁，治初生不尿。　入美酒，治卒不得语。　浸桐油，涂臁疮。　浸川连，点眼热赤肿。

脾胃多湿，大便滑泄，二者禁用。

取粉法：用银瓢如碗大，倾乳汁少许，浮滚水上，以手急转其瓢，如做粉皮法一般，再浮冷水，候干剖取粉用。鑞瓢亦可。

## 妇人月水

咸，温。入足厥阴、少阴经血分。治热病劳复，女劳黄疸，解药箭毒。初经属纯阳，有回生再造之功。

室女月经，纳瓦上，烧存性，研末，麻油调，敷男子阴疮。

## 紫河车 即人胞

甘、咸、热。入足厥阴、少阴经血分。大补气血，尤治癫痫。

破其血线，流水洗净，酒蒸焙干用，或童便煮熟烂焙干用。

阴虚火动者禁用。

紫河车为人外胞衣，较胎骨、天灵盖自属不同，然亦必不得已而始用之。若用胎骨、天灵盖，则是以人食人，为崔氏所切戒，此集故弗采焉。

### 脐带 一名命蒂，又名坎气

疗虚寒，解胎毒，稀痘疮，免惊风，除虚疟。

洗净焙干，研末用。

# 奇经药考



茴香　入奇经。

秋葵子　入奇经。

巴戟　入冲脉。

马鞭草　入奇经。

香附　入冲脉。

川芎　行冲脉。

实芩　行冲脉。

鳖甲　行冲脉。

木香　主冲脉为病，逆气里急。

当归　主冲脉为病，逆气里急，带脉为病，腹满，腰溶溶如坐水中。

黄柏　主冲脉逆气。

白术　主冲脉为病，逆气里急，脐腹痛。

芦荟　主冲脉为病，逆气里急。

槟榔　主冲脉逆气里急。

吴茱萸　主冲脉逆气里急。

苍耳子　走督脉。

细辛　主督脉为病，脊强而厥。

附子　主督脉脊强而厥。

羊脊骨　通督脉。

白果　通督脉。

鹿角霜　通督脉之气舍。

鹿茸　通督脉之精室。

鹿角胶　温督脉之血。

龟版　通任脉。

藁本　主督脉脊强而厥。

鹿衔　补温冲督之精血。

杞子　补冲督之精血。

黄耆　主阳维为病，苦寒热；督脉为病，逆气里急。

白芍　主阳维寒热，带脉腹痛。

桂枝　走阳维。

防己　入阳跻。

肉桂　通阴跻、督脉。

穿山甲　入阴阳二跻。

虎骨　入阴阳二跻。

川断　主带脉为病。

艾　治带脉病腹满，腰溶溶如坐水中。

龙骨　治带脉为病。

王不留行　通冲任二脉。

泽兰　调病伤八脉。

升麻　缓带脉之缩急。

甘草　和冲脉之逆，缓带脉之急。

丹参　益冲任。

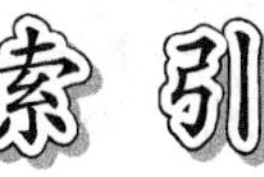
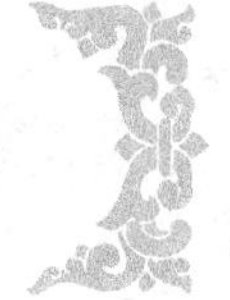

# 药名索引



## 二画



## 三画

## 四画

## 五画

## 六画

## 七画

## 八画

## 九画

## 十画



## 十一画

## 十二画

## 十三画

## 十四画



## 十五画



## 十六画



## 十七画

## 十八画



## 十九画以上